질환별 운동처방

물리치료사를 위한 핸드북

질환별 운동처방

물리치료사를 위한 핸드북

Exercise Prescription for Medical Conditions

Handbook for Physical Therapists

Catherine Goodman, PT, MBA, CBP
Medical Multimedia Group, Medical Writer
University of Montana
School of Pharmacy and Allied Health Sciences
Department of Physical Therapy
Faculty Affiliate
Missoula, MT

Kevin Helgeson, PT, DHSc
Rocky Mountain University of Health Professions
Provo, UT

영 문 출 판 사

■ **역자** (가나다 순)

김근조 김천대학교 물리치료학과 교수
김성현 러스크분당병원 재활의학과 과장
김찬규 광주보건대학교 물리치료과 교수
서현규 대구보건대학교 물리치료과 교수
엄기매 여주대학교 물리치료과 교수
유병규 신구대학교 물리치료과 교수
이건철 경남정보대학교 물리치료과 교수
이인학 대전보건대학교 물리치료과 교수
임종은 삼육대학교 물리치료학과 교수
조현래 마산대학교 물리치료과 교수
최석주 대구과학대학교 물리치료과 교수

Exercise Prescription for Medical Conditions Handbook for Physical Therapists
by Catherine C. Goodman and Kevin Helgeson
The original English language work has been published by :
The F.A. Davis Company, Philadelphia, Pennsylvania

질환별 운동처방

물리치료사를 위한 핸드북

2012년 9월 7일 초판인쇄
2012년 9월 14일 초판발행

지은이 : Catherine Goodman, PT, MBA, CBP
Kevin Helgeson, PT, DHSc
옮긴이 : 김 성 현 외
발행인 : 박 병 조
발행처 : 도서출판 영문출판사
등 록 : 1987년 12월 21일 제2-419호
주 소 : 서울시 강남구 삼성동 69-1
전 화 : (02)514-5590, 776-5590
팩 스 : (02)756-8943
홈페이지 : www.ymsbook.net
E-mail : yeongmunsa@empal.com
정 가 : 15,000원
ISBN 978-89-7224-306-9 93510

※ 파본은 교환해 드립니다.

사랑의 표본이 되어 준

에드와 샌드,

오랜 기간 내 곁에 머물러 준

로리앤,

그리고 우리 모두에게 기쁨을

가져다 준 코너와 콜린에게

이 책을 바친다

KMH

저자 서문

모든 교사 (저자를 포함하여)들은 요리책 형식으로 치료를 처방하는 데 주의를 기울인다. 하지만 각 환자 또는 환자군에 대해 근거에 기반한 운동 프로토콜을 찾는 것이 불가능할 때가 있다. 이는 주제에 대한 새로운 정보와 아이디어가 점차 빠른 속도로 발표되는 경우 더욱 그러하다.

또한, 모든 사람은 시작지점을 요한다. 이 책의 목적은 물리치료사인 여러분에게 환자의 주요 의학적 진단과 여러 동반질환에 근거한 운동의 시작지점을 알려주는 것이다(물리치료가 아님). 이 책에서는 현재까지의 리뷰와 여러 문헌의 내용을 다루며, 논의되는 각 질환에 대한 운동 접근에 대한 합의점을 제공한다.

의사들은 내과적 또는 수술적 처치를 포함한 "요리책과 같은" 접근으로 이 책을 사용할 수 있을 것이다. 의사들은 이들을 "프로토콜"이라 부르며, 치료 결과에 중점을 둔 근거를 취합한 연구 결과를 통해 이들 치료 프로토콜이 개발되고 있다. 수용되는 프로토콜을 확립하는 것은 근거-기반 진료를 제공하고 가이드라인을 개발하는 데 중요한 방법이며, 이들은 결과에 관한 추가적인 근거가 발표됨에 따라 수정될 수 있다 .

교사들은 학생들이 (예를 들어) 천식의 원인과 치료의 이면에 있는 사고를 이해하여 스스로 운동 처방을 내릴 수 있기를 바란다. 이는 분명히 근거-기반 접근은 아니지만, 문헌상 다른 대체 정보가 없는 경우에는 합리적인 방법이다.

운동은 건강을 얻고, 질환 및 질병으로부터 회복하는 데 있어서 사용되는 중요한 방법으로 점차 인식되고 있다. 운동이 많은 질병, 질환 및 상태에 있어서 효과적인 중재라는 점은 연구 결과를 통해 지지된다. 하지만 어떤 종류의 운동이 가장 좋은가? 얼마나 많이? 얼마나 자주? 어느 정도의 강도로? 물리치료사는 병리학, 생리학, 생역학 및 운동에 대한 이해를 바탕으로 의학적 질환에 대한 중재로서 운동을 처방하도록 자격이 주어진 유일한 집단이다. 각 질환에 대해 가장 적절하고 가장 효과적인 운동을 처방하기 위해서는 이들 지표에 대한 근거-기반의 지식이 중요하다.

이 책은 물리치료사인 여러분들이 의학적 질환의 치료 목적으로 운동을 처방하는 데 있어서 가장 최신 소견을 제공하려고 한다. 이들 "처방"을 수정하기 위해서 질병 및 운동의 일반적인 개념이 사용되어야 한다. 운동의 종류–강도, 지속시간 및 빈도–는 시작할 때 가이드라인으로만 제시되어 있다. 그렇기 때문에 현재까지는 근거의 양이나 폭, 깊이가 상당히 부족하다. 이 책에 기재된 여러 질환에 대한 구체적인 지표가 없는 것을 보면 알 수 있을 것이다. 하지만 시간이 지나면서 연구가 확장되고, 넓어져서 의학적 질환의 치료에서 예방으로 초점이 옮겨질 것으로 확신한다. 우리는 이러한 변화에 발 맞추려하며 다음 판에서는 이러한 변화를 반영할 것이다.

이 책이 미국스포츠의학회 (ACSM)의 *Exercise Management for Persons with Chronic Diseases and Disabilities*)와 어떻게 다른지 궁금한 사람도 있을 것이다. 큰 차이점은 두 가지이다. 첫째, 이 책은 좀 더 빠른 참고가 가능하며, 최근의 문헌에 보고된 연구 결과를 반영한다. 둘째, 우리는 보다 많은 전신적 질환을 다루었지만, ACSM의 교재는 전통적인 정형외과, 신경과, 심폐 및 신경근 질환을 보다 더 커버한다.

물리치료사는 대부분의 주에서 직접 접근 (의사의 처방 없이) 방식으로 진료를 하며, 궁극적으로는 50개주 모두가 이러한 방식으로 되는 것을 목표로 한다. 이러한 정책은 박사 과정 프로그램을 시작하려는 움직임에 영향을 주었다. 물리치료학 박사(doctor of physical therapy; DPT)는 실제로 인간의 동작 장해 및 각 고객/환자의 신체적 요구를 평가하고, 운동 처방을 포함한 치료 계획을 수립하기에 가장 적합한 의료진이다.

DPT 레벨의 교육과 더불어 미국물리치료협회(APTA)에서는 물리치료사를 일차 진료 치료사로 분류되도록 하고 있다. 이는 우리가 환자를 평가하고 치료하는 첫 번째 (그리고 때로는 유일한) 의료진이라는 것을 의미한다. 이렇게 역할이 확장되는 상황에서, 이 책에서 기술된 것과 같은 경쟁력 강화가 매우 적절할 것이다.

또한 APTA에서는 물리치료사가 적절하고 가능한 상황에서는 치료의 일부로서 일차, 이차 및 삼차 예방을 포함하도록 하고 있다. 안녕을 증진하고 여러 질병, 상태 및 질환의 예방 및 치료에 있어서의 운동의 중요성을 나타내는 연구가 늘어날수록, 재활적 접근에서 안녕/예방적 접근으로 초점이 바뀔 것이다. 이러한 정보에 대한 필요성은 이미 존재하고 있으며 앞으로는 더욱 증가할 것이다.

이 책은 신경근 또는 근골격계 질환에 대한 운동 처방 또는 프로토콜을 제공하는 것이 아니다. 이 책은 암, 심장병, 갑상샘질환, 간질환, 빈혈, 루푸스 등과 같은 의학적 질병, 상태 및 질환의 예방 및 치료에 있어서의 운동에 관해 논의한다.

현재 우리 치료사들은 동반 질환을 지닌 신경과 및 정형외과 환자를 치료하는 데 초점을 두고 있다. 물리치료의 미래는 모든 의학적 상태에 대한 일차 중재로서의 물리치료를 요하는 사람을 포함할 필요가 있다.

소아를 포함하려는 필요성에 관해서 볼 때 항상 아이들은 소외되는 것처럼 보인다. 이러한 분야에서의 대부분의 연구는 성인을 대상으로 한다. 성인에서의 여러 질병은 소아에서 존재하지 않는다. 낭성섬유증 및 암은 예외이다. 소아에서의 연구는 윤리적 이유로 인해 문제화될 수 있다. 아이들은 빠르게 회복되고 치료를 덜 필요로 하는 경향이 있다; 활동이 강조되지만, 구체적인 운동 프로토콜은 연구의 대상이 아니다. 우리는 가능한 경우 18세 미만의 연령군에서도 관련되는 정보를 포함하였다.

운동 프로그램의 진행은 필수적이지만, 현재 연구는 기본 프로그램에 근거하며 진행의 효과나 어떻게 진행할지에 대한 조사는 시작되지 않았다. 우리는 의학적 질병에 대한 운동 처방 및 운동의 진행과 같은 주제가 조만간 물리치료사들의 연구의 중심이 되기를 기대한다.

Catherine C. Goodman
Kevin M. Helgeson

역자 서문

병원에 가면 운동을 열심히 하라는 말은 항상 들을 수 있지만, 정작 어떤 운동을 얼마나 해야 하며, 어떤 점에 주의해야 하는지에 관해 자세하게 알려주는 의료진을 만나기는 어렵다. 좌식생활의 증가로 비만이 점차 늘고 있고, 당뇨, 고혈압과 같은 성인병의 유병률이 증가하는 현대를 살아가는 우리로서는, 어느 때 보다도 운동의 필요성을 절감하고는 있지만 막상 어떻게 시작해야 할지 잘 모르는 경우가 많으며, 특히나 질환을 가진 사람이라면 운동을 시작하는 데 있어서 더욱 조심스러울 수 밖에 없을 것이다. 이 책은 50여 가지의 흔한 의학적 질환을 지닌 사람이 어떤 운동을 어떤 강도와 빈도로 시행하는 것이 좋을지에 대해 조언을 주는 책이다. 뇌졸중이나 골절과 같은 질환에 대한 재활치료에 관한 책은 수도 없이 많지만, 암, 고혈압, 천식 등과 같은 질환을 지닌 환자의 운동에 관한 책은 찾기 어려운 상황에서, 이 책은 비록 많은 양은 아니지만 간결하면서도 유용한 정보를 제공하고 있으며, 추후 더 많은 질병에 관해서, 그리고 운동의 시작뿐만 아니라 어떻게 진행해야 하는지에 관해서도 좀 더 자세한 내용이 추가되기를 기대해본다. 끝으로 좋은 책을 소개해 주고 번역할 수 있는 기회를 주신 박병조 사장님과 책이 나오기까지 도와주신 영문출판사 직원 여러분께 감사의 말을 전한다.

2012. 4

대표역자 김 성 현

감수자들

Michael Chiacchiero, PT, DPT

Assistant Professor
College of Staten Island
Staten Island, NY

Susan A. Chinworth, PhD, PT

Associate Professor
Physical Therapy Education
Elon University
Elon, NC

Deanna Dye, PT, PhD

Assistant Professor
Idaho State University
Pocatello, ID

Dawn T. Gulick, PhD, PT, ATC, CSCS

Associate Professor
Physical Therapy
Widener University
Chester, PA

Reed Humphrey, PhD, PT

Professor and Chair
School of Physical Therapy and
Rehabilitation Science
University of Montana
Missoula, MT

Scott Marek, DPT

Outpatient Clinical Coordinatior
St. Luke's Sports and Rehabilitation
Blakeslee, PA

Jaime C. Paz, PT, MS

Associate Clinical Specialist
Physical Therapy
Northeastern University
Boston, MA

Jeffrey Rothman, PT, EdD

Director
Physical Therapy
City University of New York
Staten Island, NY

Elizabeth L. Weiss, PhD. PT

Department Head, Professor
Physical Therapy
Louisiana State University
New Orleans, LA

Philip L. Witt, PhD, PT

Associate Professor
Allied Health Science
University of North Carolina,
Chapel Hill, NC

차 례

제 1 부 서 론 1

제1장 의학 적 질환을 가진 환자에 대한 신체 활동 및 운동의 소개 — 3
제2장 운동 처방 — 13
제3장 만성질환 및 질병 — 21

제 2 부 질 환 29

후천면역결핍증후군 (AIDS) — 32
빈혈 (Anemia) — 34
강직척추염 (Ankylosing Spondylitis) — 36
불안장애 (Anxiety Disorders) — 38
천식 (Asthma) — 40
골수이식 (Bone Marrow Transplant) — 42
암, 골 종양 (Cancer, Bone Tumors) — 46
암, 유방 (Cancer, Breast) — 48
암, 대장 (Cancer, Colorectal) — 50
암, 호지킨림프종 (Cancer, Hodgkin Lymphoma) — 52
암, 급성림프모구백혈병 (Cancer, Leukemia-Acute Lymphoblastic) — 54
암, 폐 (Cancer, Lung) — 56
암, 비호지킨림프종 (Cancer, Non-Hodgkin Lymphoma) — 58
암, 난소 (Cancer, Ovarian) — 60
암, 전립샘 (Cancer, Prostate) — 62
만성피로증후군 (Chronic Fatigue Syndrome) — 64
만성폐쇄성폐질환 [Chronic Obstructive Pulmonary Disease (COPD)] — 66
만성콩팥기능상실 (Chronic Renal Failure) — 68
만성정맥기능부전 (Chronic Venous Insufficiency) — 70
경화 (Cirrhosis) — 72

울혈심장기능상실 (Congestive Heart Failure) 74
심장동맥병 [Coronary Artery Disease(CAD)] 76
쿠싱증후군 (Cushing Syndrome) 78
우울증 (Depression) 80
요붕증 (Diabetes Insipidus) 82
당뇨, 제1형 (Diabetes Mellitus, Type 1) 84
당뇨, 제2형 (Diabetes Mellitus, Type 2) 86
식사장애 (Eating Disorders) 90
간질 (Epilepsy) 92
섬유근육통 (Fibromyalgia) 94
혈우병 (Hemophilia) 96
간염 (Hepatitis) 98
고혈압 (Hypertension) 100
갑상샘항진증 (Hyperthyroidism) 102
갑상샘저하증 (Hypothyroidism) 104
염증창자질환 [Inflammatory Bowel Disease(IBD)] 106
전신홍반루푸스 [Lupus, Systemic Erythematosus(SLE)] 108
림프부종 (Lymphedema) 110
대사증후군 (Metabolic Syndrome) 112
다발경화증 [Multiple Sclerosis(MS)] 114
비만 (Obesity) 116
장기이식, 콩팥 및 간 (Organ Transplantation, Kidney and Liver) 120
골관절염 (Osteoarthritis) 122
골수염 (Osteomyelitis) 124
뼈엉성증 (Osteoporosis) 126
파킨슨병 (Parkinson's Disease) 128
말초동맥질환 [Peripheral Arterial Disease(PAD)] 130
소아마비후증후군 (Post-Polio Syndrome) 132
횡문근융해 (Rhabdomyolysis) 134
류마티스관절염 (Rheumatoid Arthritis) 136
낫적혈구병 (Sickle Cell Disease) 138
낫적혈구소질 (Sickle Cell Trait) 140
수면무호흡증후군 (Sleep Apnea Syndrome) 142
수면장애, 노화관련 (Sleep Disorders, Age-Related) 144
결핵 (Tuberculosis) 146
찾아보기 (Index) 149

제 1 부

서 론
(Introduction)

제1장 의학적 질환을 가진 환자에 대한 신체 활동 및 운동의 소개 3

제2장 운동 처방 13

제3장 만성질환 및 질병 21

제 1 장

의학적 질환을 가진 환자에 대한 신체 활동 및 운동의 소개 (Introduction to Physical Activity and Exercise for the Medically Compromised Patient)

신체 활동과 운동의 이점 (Benefits of Physical Activity and Exercise)

운동은 미국에서 가장 강력한 "놀라운" 약물이다. 실제로 미국스포츠의학회(ACSM)에서는 미국인으로 하여금, 특히 건강에 문제가 있는 사람에서 신체적 활동과 운동을 일상생활에 접목시키려는 목적으로 "운동이 약이다"이라는 프로그램을 시작하였다.[1]

ACSM에서는 의사로 하여금 환자에게 운동을 처방하도록 하고, 이후 매 방문 시마다 환자의 신체 활동 프로그램을 평가하고 점검하도록 하고 있다. "운동이 약이다" 프로그램은 미국에서 신체적 활동과 운동을 질병의 표준적 예방과 치료의 일환으로 하는 것을 목표로 한다. 의사는 신체 활동과 운동을 활력 징후처럼 기록하도록 격려한다. 프로그램의 목적 중 하나는 의사와, 물리치료사를 포함한 운동 전문가와의 공조를 증가시켜 운동과 신체 활동 증가로 만성질환을 예방, 치료 또는 조절할 수 있도록 하는 것이다.

운동은 25가지 이상의 질병 및 만성질환에 대한 일차 및 이차적 예방과 치료의 효과가 입증되었다. 수십 년간의 과학적 결과에 의하면 운동은 건강을 개선시키고 수명을 연장시키는 것으로 확인되었다. 제2형 당뇨, 유방암 및 대장암, 고혈압, 심장병, 비만, 우울증, 뼈엉성증, 만성폐쇄성폐질환 및 관절염은 운동에 의해 영향을 받을 수 있는 질병 및 질환의 일부이다. 규칙적인 활동은 삶의 질과 전반적 안녕감, 기분을 개선시키고, 스트레스를 줄이고, 수면을 향상시키며, 인지 기능을 고양시키며, 성기능을 개선시킨다.

연구에서는 운동 훈련을 통해 전반적 건강과 유산소 건강에서의 이득이 나타났다. 운동의 강도 및 양의 차이가 최대산소섭취량(VO_2 max)에 미치는 영향에 대한 무작위대조군시험에 의하면, 약간의 운동만으로도 건강 수준이 개선됨이 분명하였다. 운동 단독의 효과도 상당하지만, 좋은 영양과 체중 감소와 같은 다른 생활습관 변화와 결부된다면 효과가 더욱 강화된다. 운동을 통해 칼로리만을 소모하는 것은 유익한 부작용이다.[2]

건강을 개선하고 심혈관계 위험을 감소시키기 위해 경도의 운동을 권장하는 한편 추가적인 이득을 위해 보다 높은 강도 및 양을 추구하는 것이 적절하다.[3,4] 매주 1회의 고강도 운동만으로도 활동을 하지 않는 사람에 비해 심혈관계질환을 지닌 성인에서의 사망 위험이 감소하는 데 효과적인 것으로 나타났다.[5]

경도에서 중등도의 운동은 현재 다양한 질병과 관련되는 과도한 자유라디칼 형성의 유해 효과를 제한하는 것으로 나타났다. 규칙적인 신체 활동과 운동은 모든 원인으로부터의 사망률의 감소와 관련된다. 매주 단 한번의 운동 세션도 차이를 유발할 수 있다.[6,7] 이를 알면서도 대부분의 미국 성인은 건강을 증진시킬 수 있는 수준으로 신체적인 활동을 하지 않는다.[8]

운동의 급성 효과는 입증되었다. 혈청 중성지방 농도는 운동 후 72시간 이내에 감소하고, 수축기 혈압은 12시간까지 감소하며, 인슐린 민감도가 향상되며, 혈당 항상성이 정상화되며, 심혈관계 합병증의 위험과 관련되는 C-반응 단백질이 감소하며, 고밀도지질단백질 콜레스테롤이 상승한다. 하지만 이러한 효과는 일시적이다[9]. 그러므로 성인은 매주 5~7일 동안 중등도 강도의 운동에 참여하도록 권장된다.[10,11]

급성 운동이 혈소판 반응에 미치는 효과도 잘 알려져 있다. 중등도 강도(최대산소섭취량 또는 VO_2 max의 50~74%)의 장기적 지구력 신체 훈련은 안정 시와 급성의 힘든 운동 후 모두에서 혈소판 부착 및 응집을 억제한다(그리하여 혈관성 혈전의 위험을 낮춘다). 장기간의 상태악화 기간 후에는 훈련 전의 상태로 돌아가며, 이는 규칙적인 중등도 운동의 중요성을 강조한다.[12,13]

안녕과 건강을 최우선으로 하기: 건강의 예방적 접근
(Putting Wellness and Fitness First: The Prevention Approach to Health)

미국이 전 세계에서 좌식생활을 많이 하는 국가가 된 시점에서, 이러한 메시지는 매우 아이러니하다. 비만은 유행 단계이며, 안락의자에서의 안녕이 국가를 휩쓸고 있다.

사람들은 영양, 신체적 활동 및 운동이 보다 나은 건강에 주요 인자임을 알고 있지만, 짜고 단 음식에 입맛이 적응되었으며, 고지방 음식을 선호한다. 전자레인지 사고방식이라는 것도 있다: 전자렌지 앞에 서서, 팔짱을 끼고, 참을성 없이 발을 구르면서 "빨리, 빨리, 빨리. 난 시간이 없단 말이야"라고 스스로에게 외치는 본인의 모습을 상상한다.

급함을 상징으로 하는 미국 사회에서 하루를 버티기 위해, 알코올이나 일, 초콜릿, 또는 다른 "편안함" 음식 및 프로작에서 바륨까지의 약제에 대한 중독 및 약제에 대한 의존을 가지는 것은 당연하다.

종종 어떤 사람은 과체중이면서 우울하게 된다. 50세가 되면 혈압이 상승하기 시작한다. 환자는 섬유근육통으로 진단되었을 수 있지만 소아기부터 천식을 지녔을 수 있다. 아니면 암으로부터 회복하고 있거나 암의 가족력을 지니면서 이의 예방을 위해 무엇인가를 하기를 원할 수도 있다. 도대체 어떤 운동을 해야 하는가? 유사한 사연을 지닌 환자에 어떤 조언을 줄 수 있는가?

과학 사회에서는 운동에 관해 그리고 운동이 개인의 질병에 미치는 영향에 관해 활발하게 연구를 진행하고 있다. 운동 능력이 여성의 사망률에 대한 독립적 예측인자라는 사실은 뉴스 미디어의 관심을 받으며, 대중을 각성시킨다[14]. 수술 전의 운동은 입원 일수를 줄이고, 회복 시간 지연을 막는 데 효과를 보였다.[15] 제2형 당뇨를 지닌 다수의 환자에서 운동은 약물보다 훨씬 효과적이여서 약물 없이도 혈당 수준을 적절하게 유지할 수 있게 된다; 다른 사람에서는 규칙적인 운동이 약물과 더불어서 질병을 보다 잘 관리할 수 있도록 해준다.[16] 이는 보험업자들이 "선재활(prerehabilitation)" 프로그램을 하도록 이미 공개되어 있으면서, 곧 확신하게 될 근거의 일부이다.

운동처방의 주제에 관한 연구는 진행 중이다. 환자는 이러한 정보를 일상생활에 어떻게 적용시키는가? 환자의 특정 건강 상태와 현재의 우려에 대해 필요한 정보를 어디서 얻는가? 누가 운동 처방을 하는가? 물론 물리치료사이다!

미국물리치료협회(APTA)에서는 물리치료사의 위치를 사람의 삶을 회복시키고 개선시키는 데 있어서의 전문가로 간주하므로, 우리는 기능을 넘어선 신체적 활동을 증진시키고, 우리가 제공하는 서비스의 건강적 측면을 가져온다.[17]

의료제도 개혁 (Health-Care Reform)

의료제도 개혁은 지난 수십 년간 많은 뉴스 보고와 입법부 및 대통령 토론, 의료제도 기구의 주제였다. 질환과 치료보다는 예방과 건강에 중점을 둔 의료제도 체계가 더욱 강조되었다. 의료인 사회, 제3 지불자 및 정부는 의학적 치료보다는 건강을 우선으로 하는 건강 개혁을 이미 시작하였다. 질병에 기반한 모델에서 예방에 기반한 접근, 반응하기보다는 사전에 행동하는 패러다임의 전환이 진행 중이다.

일차 진료와 만성 치료의 역할을 강화하는 입법조치가 시작되었다.[18] 미국 후생성 장관에 대한 상원 인준 청문회에서, 장관 지명자는 예방과 건강을 포함하여 의료제도 개혁과 물리치료에 영향을 미칠 수 있는 주제에 관해 논의하였다. APTA는 의료제도 개혁이 예방 및 건강과 관련되므로 지속적으로 이를 따르고 이에 관해 보고한다. 최신 업데이트는 APTA Health Care Reform Center (www.atpa.org; 검색 창에 "health care reform center" 라고 친다)에서 확인할 수 있다.

조만간 생활습관을 최적화하는 전략과 이에 필요한 지원을 하기 위해 개인을 평가하는 것이 목표가 될 것이다. 신체 활동과 운동을 권고하는 것은 모든 연령군에서 의료비를 줄이기 위한 매우 효과적인 방법이며, 특히 노인에서 더욱 효과적이다. 심지어 메디케어에서도 가입자에게 도움이 되는 것으로 알려진, 운동과 같은 생활습관 교정에 대한 비용을 지불하는 계획을 개발하는 데 관심을 보이고 있다.[19]

의료 전달 체계가 이러한 종류의 서비스를 더욱 요구하고 있기 때문에, 이 책은 물리치료사들이 이러한 역할에 보다 빠르고 쉽게 진입하는 것을 도울 것이다.

물리치료사의 역할 (The Role of the Physical Therapist)

APTA에서는 신체 활동/운동 증진에 대한 새로운 위상을 지니며, 이는 HOD P06-03-29-28의 법안 개정을 가져왔으며, 신체 활동/운동의 효능을 강조하며, 이러한 효능을 증진시키기 위해 물리치료사의 역할을 강조한다. 이러한 위상은 APTA로 하여금, 정부나 다른 국가 기관에서 제안한 적절한 신체 활동/운동 목표를 보증하도록 요구하며; APTA 구성원이, 건강을 증진시키고 질병을 막기 위해 규칙적인 신체 활동/운동을 증진시키기 위한 과학적, 교육적 및 입법적 활동을 지지하는 데 리더십을 발휘하도록 지원 및 격려하며; 신체 활동/운동에 참여하기 위해 국가적 가이드라인을 충족하는 것을 포함한 건강한 생활습관을 선택하도록 구성원들을 격려한다.[20]

APTA는 건강 문제를 지닌 자와 건강 문제의 위험이 높은 자의 두 집단을 대상으로 서비스를 제공하는 것을 지지한다. 물리치료사는 이들에게 특이적인 계획을 세울 수 있으며, 모든 인구를 대상으로 건강과 안녕의 증진을 지속할 수 있다.

이 계획에는 heath, wellness, fitness의 용어 정의와 분류를 포함한다. 예를 들어 Goal 2에서는 "물리치료사는 건강 증진 및 안녕의 제공자로서, 그리고 사람의 일생에 걸쳐 삶의 질을 증진시키는 위험 감소 프로그램의 제공자로서 인식되어져야 한다"[21]고 하였다. 이 계획과 관련된 네 가지의 목표는 다음과 같다:

목표 A: 건강에 긍정적인 영향을 주며, 건강을 증진시키며, 일생 동안 위험을 감소시킬 수 있도록 물리치료사의 역량을 고양한다.

목표 B: 건강 증진, 안녕 및 일생 동안의 위험 감소에 관한 물리치료 교육의 질을 올린다.

목표 C: 내부 및 외부의 이해당사자에게 건강 증진, 안녕, 일생 동안의 위험 감소를 위한 치료의 근거를 전파한다.

목표 D: 건강 증진, 안녕 및 일생 동안의 위험 감소를 위한 일차 선택 의료진으로서 물리치료사를 격상시킨다.

물리치료사는 기저질환의 병리에 대한 이해와 생리 및 운동과의 연관성에 대한 지식을 결부하는 독특한 위치에 있다. 만성질환, 질병 및 다른 전신질환의 치료 및 예방의 측면에서, "처방적 운동" 또는 "운동처방"이라는 개념은 상당히 새롭다. 정형외과 및 신경과적 질환을 지니면서 다수의 동반 질환이 있는 환자를 대하는 임상의들은 이러한 정보를 찾게 된다. 모든 연령의 환자, 특히 베이비붐 세대(1946년에서 1964년 사이)에서는 "저는 X, Y 또는 Z 질환이 있습니다. 또는 저는 X, Y 또는 Z 질환의 가족력이 있습니다. 어떤 운동 프로그램이 제게 가장 좋은가요?라고 묻는다.

치료사는 독립된 질환을 연구하고, 한 번에 한 명씩 이러한 질문에 대해 대답하려고 한다. 예를 들어, 급성 관리, 가정 건강 및 외래 재활에서의 물리치료사는 매일 이러한 질문을 접한다: "엉덩관절전치환술을 시행한 환자가 고혈압(또는 당뇨나 갑상샘염, 이자염 아니면 다른 동반질환)이 있는 경우 어떤 운동이 가장 좋은가요?" 신경근계 또는 근골격계 외의 다른 건강 문제를 지닌 환자에게 가장 적절한 운동을 정하는 데 있어서 치료사에게 지침이 되는 확실한 교과서는 없다. 그러므로 이러한 요구를 만족시키려고 시작해보자.

고려사항, 주의사항 및 금기 (Considerations, Precautions, and Contraindications)

고려사항 (Considerations)

근력강화 훈련 프로그램에서와 같이, 모든 운동 프로그램은 환자의 현재 건강, 과거력, 생활습관, 위험인자, 정형외과적 및 신경학적 질환을 고려해야 한다. 운동 훈련으로 인해 악화될 수 있는 제한점(빈도, 강도, 지속기간)을 운동 처방 시 고려해야 한다. 빈혈, 낮은 테스토스테론 농도, 낮은 적혈구용적률 및 근육감소증(근력과 근육량의 소실)은 어떤 형태의 운동을 수행할 수 있는 능력에 영향을 줄 수 있는 생물학적 요소의 일부이다.

동기 및 순응도 (Motivation and Compliance)

임상 진료의 중심이 완치에서 예방으로 바뀌고 있다는 사실에도 불구하고, 개인의 활동 수준을 증가시키도록 동기를 부여하는 것은 어려운 일이다. 기존 운동 요법에 대한 순응도는 대개 낮다. 처방된 프로그램에 잘 따르는 사람에서는, 초기의 열정 후에 활동의 감소 및 중단으로 종종 이어진다. 효과가 항상 인지되는 것은 아니다; 예를 들어, 일부는 질병이 운동에 의해 예방된다는 사실을 알지 못할 수 있다. 그러므로 통계적인 모델에 기반한 신념이 어느 정도 존재하는 것이, 일부에게 있어 다른 사람에서보다 동기 부여가 될 수 있다.

개인의 현재 건강 상태를 항상 고려해야 한다. 노인에서는 운동을 제한하는 건강 요인이나, 동기 결여 및 장기적 흥미 유지 실패로 인할 수 있다.[22, 23]

운동 행동에 영향을 주는 인자에 대한 연구에서는 환경적 영향, 유전적 소인, 사회경제적 상태, 운동 시설에의 접근성, 직장 문제, 시간적 제약, 부상 및 건강에 관한 신념을 포함하여 다양한 기여 인자와 제한 인자를 조사하였다. 특히 부상은 노인에서의 참여에 장애가 된다. 개인이 뇌졸중을 겪었거나 근이완제, 진정제 또는 다른 운동에 대한 욕구 및 동기를 감소시킬 수 있는 약물을 복용하는 경우에도 순응도 저하 가능성이 높아질 수 있다.

만성 통증이나 섬유근육통 또는 만성피로증후군과 같은 문제를 지닌 사람에서는, 통증 및 피로 증상이 운동 시 증가하여, 순응도 저하와 장기적 효과 제한을 초래한다. 치료사는 통증이 근육 연축이나 근육으로의 혈류 감소로 인해 발생할 수 있으며, 이들 두 상태 모두 운동 조절을 지속하여 도움을 받을 수 있다는 것을 설명할 수 있다.

향상 정도를 측정하기 위해 훈련 강도를 사용하는 것이 도움이 될 수 있다. 신체 활동 또는 운동을 시작하기 전에 최대 심박동수(MHR = 220-나이)를 계산한다. 활동/운동중에는 맥박을 측정하고 추후 계산을 위해 기록한다.

활동/운동이 종료되면, 작업의 강도를 계산한다: Iw = 맥박/MHR. Iw에 운동 시간(분)을 곱하여 Training Index(TI) [TI = Iw × 분]를 결정한다. 각 활동/운동 세션별로 TI 기록을 유지하고, 1주간 총합을 구한다. 시간에 따른 이 수치를 기록하여 결과 향상을 평가한다.

일생 동안의 건강 행동(운동을 포함)을 하도록 사람들에게 동기 부여를 하게끔 이해시키기 위해서는, 변화하는 행동에 대한 사회적, 행동적 및 심리적 의사 결정의 요소를 능숙하게 잘 다루어야 한다. 예를 들어, 치료사는 환자가 건강하지 않거나 도움이 되지 않는 행동을 확인하고, 건강을 증진시키고 질병을 예방하는 행동으로 이를 대체하는 것을 도울 수 있다. 환자가 본인의 증상을 조절하고, 건강 문제가 그들의 삶에 어떻게 영향을 미치는 지를 이해하는 능력에 대해 자신감을 가질 수 있도록 돕기 위해 자가-효능을 격려하는 것이 중요하다. 도움을 주기 위한 자료가 공개되어 있다(예, Stanford Patient Education Research Center, Stanford University, http://patienteducation.stanford.edu/).

치료 목표는 안전하고, 즐길 수 있으며, 접근 가능하며, 환자의 변화 정도에 부합하는 치료를 포함해야 한다. 이러한 접근을 강조하는 모델로 Stages of Changes or Transtheoretical Model[24]이 있다. 이 모델은 이러한 단계를 제안한다: 계획전, 계획, 준비, 실행 및 유지. *계획전 단계*에서는 변화에 대한 의도가 없으며, 행동과 관련된 문제 또는 위험을 인지하지 못한다. *계획 단계*에서는 문제에 대해 인지하며, 변화를 고려하지만, 구체적인 계획은 없다. 이 단계에서 환자는 "막힌" 듯한 느낌을 지닐 수 있다. *준비 단계*에서는 "나는 곧 행동을 취할 계획이다"라는 태도를 요구한다. 실제로 이제 그런 시도를 했을 수도 있지만, 원하는 목표를 달성하지 못하였다. *실행 단계*는 원하는 행동 변화를 위한 구체적인 조치를 취하는 것이 특징이다. 이 시기에서 변화는 아직까지 일관적이지 못하다. 치료사는 환자가 실행 단계에 가능한 빨리 도달할 수 있도록 하고, 이를 *유지하는데*, 즉 일생 동안 이 단계에 머무르도록 하는 데 중요한 역할을 한다.

이동성에 문제가 있으면서 신체 활동 능력이 제한되는, 만성적 장애를 지닌 소아나 성인의 요구를 포함할 것을 고려해야 한다. 치료사는 이들 환자군에서의 고유한 요구사항을 확인하고, 그들의 건강 수준 향상을 돕기 위한 방법을 찾는 데 있어 매우 중요할 수 있다.

유전 (Genetics)

유전은 운동 행동에 상당한 기여를 하는 것으로 보인다. 일부 환자는 운동의 급성 효과가 다른 사람에 비해 보다 즐거운 것으로 여겨진다. 이는 보다 성공적인 중재를 하고, 운동 프로그램에의 참여에

대한 동기 부여를 하는 것이 가능하다는 것을 나타낸다.[25]

주의사항 (Precautions)

비활동의 위험이 이 책에서의 주된 관심사이지만, 스포츠와 여가 활동에 참여하는 사람에서는 활동적인 경우에도 일부 위험이 존재한다. 스포츠 손상은 모든 연령대에서 나타난다. 물리치료사는 가능한 위험을 인지하고, 부상 또는 재부상을 방지하는 데 중요한 역할을 한다.

우려되는 부분 중 하나는 달리기(특히, 계단 오르기, 일립티컬 트레이닝 또는 다른 유사한 활동) 시 발바닥 쪽에 가해지는 반복적, 지속적 압력이다. 고충격의 힘은 감각성 신경병증(예, 당뇨, 화학요법 후)을 지닌 환자에서 발허리뼈 골절이나 발 궤양과 같은 정형외과적 문제를 유발할 수 있다. 취약한 환자는 평가를 해야 하며, 운동을 주의 깊고 적절하게 선택해야 한다. 노화로 인한 지면반발력 양상이나 발의 구조적 변화는 높은 압력으로부터의 손상 위험을 증가시킬 수 있다.[26]

집중적인 활동과 휴식기 또는 보다 부드러운 활동을 교대로 하는 인터벌 트레이닝은 안정성 심장동맥질환, 간헐절뚝거림, 심장기능상실 및 당뇨와 같은 다양한 심혈관계질환에서 적용된다. 심장전문의인 Dr. Vojin Smodlaka[27, 28]에 의해 시행된 만성질환에 대한 인터벌 트레이닝의 초기연구는 최근의 몇몇 연구로 이어졌다. 현재까지의 모든 연구에서(동물 및 사람), 인터벌 트레이닝은 이들 질환에 대한 지속적인 운동에 비해 나은 결과를 유발하였다.[29, 30]

Physician's Health study에서의 결과에 의하면, 격렬한 운동(30분간 6 metabolic equivalents [MET] 이상)은 규칙적인 신체적 스트레스에 익숙하지 않은 좌식생활을 하는 사람에서 급사의 위험을 증가시킬 수 있다.[31] 규칙적인 운동과 활동이 심장동맥심질환의 위험을 낮추는 데 보호적인 역할을 하지만, 갑작스러운 격렬한 운동은 운동 중 또는 운동 후 30분 이내에 급사를 초래할 수 있다. 기존에 죽상경화성 혈관(또는 심장)질환을 지닌 사람이나, 이에 취약한, 좌식생활을 하는 사람에서 위험이 높다. 이러한 반응에 대해 제안된 기전이 있지만, 이 책의 범주를 벗어난다.[32]

건강이 안 좋거나 쇠약 상태이거나 심장 또는 폐질환이 있거나, 다른 동반질환이 있는 환자에서 운동 프로그램을 처방하고 감독하는 치료사는 환자의 운동에 대한 생리적 제한을 인지하고 있어야 한다. 예를 들어, 울혈성심장기능상실을 지닌 환자는 근육으로의 혈류가 감소할 수 있어서 운동 능력이 저하될 수 있다. 하지만, 중추성 기능이상은 말초 운동의 금기는 아니다. 말초 관류에서 경도의 변화도 이환율과 사망률을 급격하게 변화시킬 수 있다.[33, 34]

약물은 심장박출량에 영향을 줄 수 있고, 최대심박동수를 제한할 수 있다. 근육 위약 또는 근육대사질환을 지닌 환자에서는 과다환기가 발생할 수 있다. 심장질환을 지닌 환자에서, 운동 시 자각노력(호흡에 기반)은 동일한 연령과 신체 체형을 지닌 심장질환이 없는 사람보다 크다. 심장 또는 호흡기질환을 지닌 사람에서의 숨가쁨은 운동 프로그램을 개발하려 할 때 매우 제한적일 수 있다. 환자가 견딜 수 있는 정도 간격으로 운동을 서서히 증가시키는 데 시간이 소요될 수 있다. 치료사는 변화를 확인하고, 환자를 다독이며, 전체 과정을 격려하는 데 부지런해야 한다.

환자에 대한 면밀하고 철저한 평가가 필수적이다. 예를 들어, 폐질환을 지닌 환자는 "지나친 작업" 또는 "너무 어렵다"고 간주되어 운동을 중단하는 경우가 잦다. 근육의 작업과 피로에 대한 자각은 운동 능력 저하, 환기 저하 또는 심장박출량 저하의 결과만은 아니다. 골격근의 위약이 주된 제한일 수 있다. 환자는 근력강화 훈련 프로그램과 더불어 기도 저항을 개선하고 심장박출량을 감소시키기 위한 치료를 요할 수 있다. 제한된 호흡 및 골격근 활동에 영향을 미치는 모든 요소를 다루는 것은 환자가 운동을 하고 궁극적으로 성공적인 결과를 낳도록 환자를 유지시킬 가능성을 높일 수 있다.[35]

보다 많은 노인이 리프팅 또는 웨이트 트레이닝에 대한 사전 지식 없이 웨이트 트레이닝 프로그램을 시작한다. 불행히도 웨이트 트레이닝과 연관된 부상의 위험도 이에 비례한다. 여성은 안전 지시를 따를 가능성이 높지만, 남성에 비해 스포터나 웨이트 벨트의 사용은 떨어진다.[36, 37] 치료사는 웨이트 트레이닝을 하는 성인에게 견고한 마찰 신발의 착용, 적절한 스트레칭 및 웨이트를 들기 전 준비운동과 같은 주의사항을 준수하도록 함에 있어서 중요한 역할을 한다. 치료사는 또한 환자의 현재 웨이트 리프팅 프로그램을 점검 및 감독할 수도 있다.

금기 (Contraindications)

치료사는 운동 치료에 대해 금기 여부를 판단할 때에는, 개인의 현재 건강, 활력징후 및 동반질환에 기반한 임상적 평가와 개인적 판단에 항상 의존해야 한다. ACSM에서는 운동 처방에 대한 기본적인 적응증과 금기증에 대해 요약을 하였다; 물리치료사는 이러한 정보를 신뢰할 수 있다.[38] 금기에 대한 빠른 요약된 것을 참고할 수 있다(상자 1-1).

상자 1-1 운동 치료 시 의학적 주의사항/금기

- 의학적으로 불안정
- 불안정한 활력징후(급성 전신질환 또는 고열; 심한 고혈압 [수축기혈압 200 mmHg 이상 또는 안정 시 이완기혈압 110 mmHg 이상]; 조절되지 않는 빠른맥 [120 bpm 이상]).
- 불안정 협심증
- 불안정 대동맥류
- 조절되지 않는 부정맥
- 비보상성 울혈성심장기능상실
- 조절되지 않거나 불안정한 혈당 < 80~100 mg/dL 또는 > 250~400 mg/dL; 이들 수치는 개인별로 다를 수 있음)*
- 심한 탈수 또는 열사병(예, 기립성 저혈압, 어지러움, 혼돈, 피부 긴장도 저하, 소변배출량 감소 등을 주의)
- 심한 빈혈
- 낮은 산소 포화도(< 95%인 경우에는 평가를 요함; COPD 환자는 < 90%일 수 있음)

Data from American College of Sports Medicine: Resource Manual for Guidelines for Exercise Testing and Prescription, 6/e. Philadelphia, 2009

* 운동은 안전한 혈당 수치에 도달할 때까지 보류해야 한다.

요약 (Summary)

연구에 의하면 어떤 종류의, 얼마만큼의 운동이 이러한 문제를 예방 또는 조절하는지 보여주기 때문에 여러 질병과 질환 및 상태에 대한 성공적인 치료로써 운동을 처방할 수 있다. 이러한 주제 및 사람들이 운동에 관해 생각하는 방식을 변화시킬 필요성에 관해서는 많은 정보가 이미 존재한다.

일생 동안의 운동 및 신체 활동의 패턴을 형성하는 데 확신이 있는 사람들이 계속적으로 의료 산업의 주된 대상이 될 것이다. 치료사는 건강 문제를 예방하거나 건강을 유지하기 위해 의료 서비스를 전달하고, 일차 진료 예방의 일환으로 위험인자를 줄이거나 없애기 위해 매년 건강 선별검사와 운동 처방을 통한 질병의 예방, 안녕 및 건강한 생활습관의 증진을 지지할 수 있다.

참고문헌 (References)

1. Sallis RE: Exercise is medicine program. American College of Sports Medicine. Available at www.acsm.org. See also www.exerciseismedicine.org. Accessed January 14, 2009.
2. Fletcher G, Trejo JF: Why and how to prescribe exercise: Overcoming the barriers. Cleveland Clin J Med 72(8):645-656, 2005.
3. Johnson JL: Exercise training amount and intensity effects on metabolic syndrome: Studies of a targeted risk reduction intervention through defined exercise (STRRIDE). Am J Cardiol 100(12):1759-1766, 2007.
4. Slentz CA: Inactivity, exercise training and detraining, and plasma lipoproteins: STRRIDE: A randomized, controlled study of exercise intensity and amount. J Appl Physiol 103(2):432-442, 2007.
5. Wisloff U: A single weekly bout of exercise may reduce cardiovascular mortality: How little pain for cardiac gain? The HUNT study, Norway. Eur J Cardiovasc Prev Rehabil 13(5):798-804, 2006.
6. Moholdt T: Physical activity and mortality in men and women with coronary heart disease: A prospective population-based cohort study in Norway (the HUNT study). Eur J Cardiovasc Prev Rehabil 15(6): 639-645, 2008.
7. Warburton DE. Health benefits of physical activity: The evidence. CMAJ 174:801-809, 2006.
8. Macera CA: Prevalence of physical activity, including lifestyle activities among adults—United States, 2000-2001. MMWR 53(32):764-769, 2003.
9. Milani RV: Reduction in C-reactive protein through cardiac rehabilitation and exercise training. J Am Coll Cardiol 43:1056-1061, 2004.
10. Pate RR, Pratt M, Blair SN: Physical activity and public health. A recommendation from the Centers for Disease Control and Prevention and the American College of Sports Medicine. JAMA 273:402-407, 1995.
11. Martin SL, Vehige T: Establishing public health benchmarks for physical activity programs [letter to editor]. Prev Chronic Dis [serial online] 2006 Jul [date cited]. Available from http://www.cdc.gov/pcd/issues/2006/jul/06_0006.htm. Accessed December 15, 2008.
12. Lee KW, Lip GYH: Acute versus habitual exercise, thrombogenesis and exercise intensity. Thromb Haemost 91:416-419, 2004.
13. Wang JS: Exercise prescription and thrombogenesis. J Biomed Sci 13(6):753-761, 2006.
14. Gulati M. The prognostic value of a nomogram for exercise capacity in women. NEJM 353(5):468-475, 2005.
15. Brown M, Taylor J: Prehabilitation and rehabilitation for attenuating hindlimb unweighting effects on skeletal muscle and gait in adult and old rats. Arch Phys Med Rehabil 86:2261-2269, 2005.
16. Knowler WC: Reduction of the incidence of type 2 diabetes with lifestyle intervention or metformin. NEJM 346(6):393-403, 2002.
17. Ries E: Well beyond function. PT Magazine 17(5):21-27, 2009.
18. Baucus M: A call to action on healthcare (white paper). Senate Finance Committee Chairman. November 12, 2008. Available at http://finance.senate.gov/healthreform2009/finalwhitepaper.pdf. Accessed January 2, 2009.
19. Jones W: Fifty years from now: Today's baby reaches middle age. In Wallace M: The Way We Will Be 50 Years From Today. Thomas Nelson, Nashville, TN, 2008, pp. 26-30.

20. Physical therapists and physical therapist assistants as promoters and advocates for physical activity/exercise. HOD P06-08-07-08 (Program 32) [Initial HOD P06-03-29-28; RC 2-08] [Previously titled: Promoting Physical Activity] [Position] 12/09/08 Available at http://www.apta.org/AM/Template.cfm?Section=Archives2&Template=/Customsource/TaggedPage/PTIssue.cfm&Issue=06/17/2008#article49315. Accessed August 08, 2009.
21. American Physical Therapy Association: Plan to describe, communicate, and reinforce the physical therapist's role in providing services that improve physical fitness in two priority populations. PT Bulletin Online 6(48), November 15, 2005. Available at www.apta.org/AM/Template.cfm?Section=Archive. Accessed December 15, 2008.
22. Mayoux-Benhamou M: Predictors of compliance with a home-based exercise program added to usual medical care in preventing postmenopausal osteoporosis: An 18-month prospective study. Osteoporosis Int 2005;16:325-331.
23. Wallace B, Cummings R: Systematic review of randomized trials of the effect of exercise on bone mass in pre- and postmenopausal women. Calcif Tissue Int 67:10-18, 2000.
24. Prochaska JO: Changing for Good: A Revolutionary Six-Stage Program for Overcoming Bad Habits and Moving Your Life Positively Forward. Avon Books, New York, 1995.
25. Stubbe JH: Genetic influences on exercise participation in 37,051 twin pairs from seven countries. Plos ONE 1(1):e22, 2006.
26. Burnfield JM: Variations in plantar pressure variables across five cardiovascular exercises. Med Sci Sports Exerc 39(11):2012-2020, 2007.
27. Smodlaka VN: Interval training in rehabilitation medicine. Arch Phys Med Rehabil 54(9):428-431, 1973.
28. Smodlaka VN: Reconditioning of emphysema patients using interval training. N Y State J Med 74(6): 951-955, 1974.
29. Wisløff U: Superior cardiovascular effect of aerobic interval training versus moderate continuous training in heart failure patients: A randomized study. Circulation 115(24):3086-3094, June 19, 2007.
30. Haram PM: Aerobic interval training vs. continuous moderate exercise in the metabolic syndrome of rats artificially selected for low aerobic capacity. Cardiovasc Res Dec 18, 2008; epub.
31. Thompson PD: Exercise and physical activity in the prevention and treatment of atherosclerotic cardiovascular disease: A statement from the Council on Clinical Cardiology. (Subcommittee on Exercise, Rehabilitation, and Prevention and the Council on Nutrition, Physical Activity, and Metabolism [Subcommittee on Physical Activity]). Circulation 107:3109-3116, 2003.
32. Lee KW, Lip GYH: Acute versus habitual exercise, thrombogenesis and exercise intensity. Thromb Haemost 91:416-419, 2004.
33. Piepoli MF: ExTra MATCH Collaborative. Exercise training meta-analysis of trials in patients with chronic heart failure. BMJ 328:189, 2004.
34. Pina IL: Exercise and heart failure: A statement from the American Heart Association Committee on exercise, rehabilitation, and prevention. Circulation 107(8):1210-1225, 2003.
35. Jones NL, Killian KJ: Exercise limitation in health and disease. NEJM 343(9):632-641, 2000.
36. American Academy of Orthopaedic Surgeons (AAOS): The Orthopaedics Update 2002 Web Conference, 2002. Available at www.aaos.org. Accessed January 22, 2009.
37. American Academy of Orthopaedic Surgeons: Beginning a weight training program. July 2007. Available at www.aaos.org. Accessed January 22, 2009.
38. American College of Sports Medicine (ACSM): Resource Manual for Guidelines for Exercise Testing and Prescription, 6th ed. Philadelphia, 2009.

제 2 장

운동 처방 (Exercise Prescription)

운동 처방을 포함하여 치료 계획을 결정하기 전에 치료사는 환자의 건강력을 고려해야 하며, 이는 환자의 신체 활동 및 운동(종류, 빈도, 강도 및 지속시간)에 대한 확인을 요한다. 이는 이 책에서 논의되는 여러 내과적 질환에 대한 치료로써 운동의 중요성에 관해 모든 환자에게 교육을 할 수 있는 좋은 기회이다. 운동에 관해 개인과 상담하는 것은 신체 활동을 증진시키고, 삶의 질을 향상시키는 데 효과적인 것으로 나타났다.[1]

많은 연구에서 운동이 다양한 건강상의 이득을 가져온다고 하지만, 여러 특정 질환에 대한 이상적인 종류, 빈도, 강도 및 지속시간은 알려지지 않았다. 이러한 지표는 성별, 나이, 개인 및 가족의 건강력, 다양한 동반질환의 존재, 현재의 건강 수준 등에 따라 달라질 수 있다. 우리는 면밀한 연구의 결과로 이들 요소를 고려하여 운동에 대한 구체적이고 이상적인 패턴을 짜는 것이 언젠가는 가능할 것이라 믿는다.

운동 처방의 핵심에는 물리치료사의 운동 생리학, 에너지 대사, 운동 및 훈련에 대한 심혈관계, 호흡기, 근골격계 및 다른 전신 반응에 대한 지식이 있다. 운동 처방은 훈련 목표를 유지하거나 진행하고 과훈련을 피하며, 프로그램(또는 건강) 목표에 대한 최적의 결과를 제공하기 위해 변화를 요하는 동적 과정이다.

치료사는 운동의 종류, 적절한 반복, 세트의 숫자가 언제 각 운동에 사용되는지, 각 운동의 강도를 통해 목표에 반응하도록 고안된 단일 운동으로 시작한다. 운동이 환자에게 새롭거나, 환자가 입원, 수술 또는 다른 이유로 인해 중단 후 운동을 재개하는 경우에는 서서히 시작하도록 격려해야 할 필요가 있다. "고통이 없으면 얻는 것이 없다"는 옛 격언은 더 이상 유효하지 않다. 이보다는 "통증이 없으면, 얻는 것이 많다"가 새로운 주문이다.

얼마만큼의 운동이 충분한가?(How Much Exercises Is Enough?)

키워드는 *중등도(moderate)*이다. 중등도, 통증이 없으면서 즐길 수 있는 운동은 건강과 안녕에 영향을 주는 가장 좋은 방법이다. 중등도의 운동으로 콜레스테롤, 혈당, 혈압 및 체지방 저하, 노화 효과 완화, 이환율 및 사망률의 감소, 여러 질환에 대한 위험 감소에 있어서 명백한 건강상의 이득이 관찰되었다.

과체중 또는 비만인 사람에서는 운동이 체중 감량을 초래하는지 여부와는 무관하게 운동의 중요성이 강조되어야 한다. 동기 부여가 잘 되지 않고, 과체중이거나 장애가 있는 사람에게 운동은 체육관에서 거칠게 숨쉬면서 땀을 흘려야 한다는 생각을 버려야 하며, 개인별로 실현할 수 있는(즉, 실제 운동을 유발하는) 프로그램으로 대체해야 한다.

사실 체육관에서 집중적인 운동을 하지 않고도 건강에 기여할 수 있는 광범위한 활동이 있다. 이들은 일상 활동과 여가 활동(예, 정원일, 댄스, 요가, 손 세차, 골프, 먼지 털기, 잔디밭 관리, 창문 닦기, 성적 활동, 눈 치우기 등)의 두 분류로 나뉘며 *심장대사 운동(cardiometabolic exercise; CME)*이라고 불린다. 이러한 새로운 용어는 심지어 가장 낮은 강도의 활동도 지속적으로 시행하는 경우 심혈관계 및 대사에 유익한 효과를 나타낸다는 점을 강조한다. 모든 종류의 활동이 활동 자체, 속도(경도, 중등도, 고도) 및 지속시간(10~30분)에 근거하여 CME가 주어진다.[2]

모든 연령의 사람들이 운동을 시작하기에 좋은 곳은 President's Council on Physical Fitness이다. 이곳은 참가 비용이 없다. 웹사이트(www.presidentschallenge.org)에서는 내원객으로 하여금 매일의 신체적 활동에 대해 기록할 수 있는 개별 페이지가 생성된다. 각 연령 군에 따른 실질적인 제안과 가이드라인으로 좌식생활습관을 극복하거나 활동 수준을 높일 수 있다.

미국 질병통제국(CDC)과 미국스포츠의학회(ACSM)에서는 매주 거의 매일(모두는 아니더라도) 최소 30분간의 중등도 강도의 신체 활동을 권장한다(상자 2-1). 운동을 조금도 하지 않는 사람은 하루 2회 1~2분간 또는 저녁 식후 주위 산책과 같이 보다 관리가 가능한 것으로 시작하도록 권장해야 한다. 때로는 공공장소에서 계단을 오르는 것만으로도 인상적인 목표가 될 수 있다. 단지 10분간의 체계적 또는 비체계적인 신체 활동조차도 30분까지 하루 동안 누적하는 경우 효과가 입증되었다.[3]

이미 이 수준에 있거나 보다 많은 운동을 원하는 사람에게는 미국의학연구소(IOM) 가이드라인으

상자 2-1 현재의 권장사항

미국스포츠의학회	미국의학연구소
30~40분간의 대근육 활동	체중 증가 방지를 위한 60분간의 중등도에서 격렬한 신체 활동
보행계수기상에서 하루 10,000보	체중 감량을 위한 60~90분간의 신체 활동
매주 적어도 5일	만성질환의 위험을 낮추기 위해 매일 최소 30분

로, 중등도에서 격렬한 신체 활동을 거의 매일 60분간 시행하여 체중 증가를 막고, 체중 감소를 위해서는 매일 60~90분간의 신체활동을 시행한다. 하루 최소 30분은 만성질환의 위험을 낮추기 위한 목표 시간이다. 중등도에서 격렬한 운동은 활동으로 인해 호흡 및 심박동수의 변화가 측정되는 것을 의미한다. 얼마만큼의 변화에 대해서는 지속적인 연구가 필요한 부분이다. 개인의 나이, 현재의 건강 수준, 유산소 능력에 따라 달라질 수 있다. 최대산소소모량, 자각적 운동 강도, 최대하에서 최대의 유산소 운동을 위한 목표 심박동수, metabolic equivalents(METs) 등에 따라 접근 방식이 달라진다.

일부 연구자들은 약간 다른 관점에서 이를 접근한다. 한 심장전문의 집단에서는 운동 능력을 측정하기 위해 METs를 사용한 여성에서 정상 건강 수준을 결정하기 위한 공식을 제안했다. 예를 들어, 50세 여성은 이 연령에 대한 예측 운동 능력인 8.2 METs에 도달할 수 있어야 한다. 동일한 연령의 남성에서는 9.2 METs가 목표이다. 헬스클럽에 있는 많은 운동 기구는 METs 분석을 포함하는데, 이는 대개 운동하는 사람에게는 아무런 의미가 없다. 이러한 새로운 연구 결과는 기대되는 MET 수준에 도달하기 위한 운동 목표를 제공하여, 건강을 향상시키는 수준으로 운동을 하도록 도울 수 있을 것이다.[4]

Gulati 모델을 사용할 때, *경도의 운동(light-intensity exercise)*은 성인에서는 2~4 METs, 노인(55세 이상)에서는 2~3 METs로 간주된다. *중등도의 운동(moderate-intensity exercise)*은 성인에서는 4~6.4 METs, 노인에서는 3~5 METs로 정의된다. *격렬한 강도의 운동(vigorus-intensity exercise)*으로 하는 게 좋을 운동은 성인에서는 6.5 METs 이상, 노인에서는 5 METs 이상으로 설정된다. 2 METs보다 적은 경우는 습관적 신체 활동에 도움이 되지 않는다. 강도 점수는 Short Questionnaire to Assess Health-Enhancing Physical Activity(SQUASH)를 사용하여 계산할 수 있다.[5]

아마도 가장 실질적인 접근은 보행계수기를 사용하는 것이다. 보행계수기는 신체 활동을 모니터하는 도구로 널리 사용되지만, 활동의 강도를 측정할 수는 없다. 샌디에고 대학 연구팀의 Simon Marshall은 분당 보행수를 운동 강도로 환산하는 방법을 발견했다. 그가 실제로 "중등도 강도"로 확인하는 경험적 법칙은 대학에서 모집한 건강한 성인 남녀를 대상으로 한 연구에서 비롯된다. 트레드밀에서의 보행 속도와 소모된 에너지를 계산하여, 최소 분당 100보가 건강한 성인에서의 중등도 강도의 하한경계치로 정의할 수 있다고 하였다. 이는 30분당 3000보에 해당한다. 남성에서는 92~102보, 여성에서는 91~115보의 범위로 보고되었다. 물론 이는 신체적 제한의 존재에 기반하여 모든 사람에서 적용될 수 있는 가이드라인으로 간주된다. 이는 최대심박동수([220-나이]의 50~80%)의 계산과 함께 사용될 수 있다.[6]

가장 단순한 접근은 "말하기 검사"에 의존한다. 정상보다 빨리 호흡하지만 여전히 크게 말할 수가 있으면 중등도의 강도로 운동을 하는 것이다. 편하게 호흡하면서 완전한 대화가 가능하다면 낮은 수준의 강도로 활동을 하는 것이다. 숨가쁘고 문장을 완결하지 못하는 것은 고강도를 나타낸다.

아직까지는 운동의 진행이 과학에 근거하기보다는 상식에 기반한다. 치료사는 운동에 대한 각 환자의 반응을 평가하고 운동 프로그램을 환자의 기능적 목표에 부합하도록 보다 독립적으로 환자를 유도한다. 달리 말하면, 환자가 운동 프로그램을 쉽게 시행할 수 있으면, 빈도, 강도 및 지속시간을 바꿔서 보다 도전이 되도록 한다. 이 부분은 분명히 강조되어야 하지만, 아직까지 진행에 관해 연구가 이루어지지는 않았다.

운동의 종류(모드), 빈도, 강도 및 지속시간

[Type(Mode), Frequency, Intensity, and Duration of Exercises]

ACSM에서 말하는 운동 처방의 요소에는 *빈도(frequency)*, *강도(intensity)* 및 *시간(time)*(지속시간)과 *종류(type)*(모드)(FITT)가 있다.[7] 의사에 의한 처방과 마찬가지로, "좀 더 많은 운동"과 같은 일반적인 조건보다는 "용법"을 구체적으로 기술할 때 사람들이 더 순응한다는 근거가 있다.[8]

현재까지 대부분의 질환, 특히 심장병의 위험 감소를 위해 필요한 운동의 양과 강도는 완전히 정의되지 않았다. 발표된 연구에서는 성인이 매일 30분간 중등도 강도의 신체 활동 가이드라인을 준수하는 경우, 심장동맥심질환으로 인한 사망의 33%, 뇌졸중과 뼈엉성증으로 인한 사망의 25%, 대장암, 고혈압 및 제2형 당뇨에 의한 사망의 20%, 유방암으로 인한 사망의 14%가 예방 가능하다고 하였다.[9]

운동의 종류 또는 모드 (Type or Mode Exercise)

운동은 하나의 양상으로 간주되는 경우가 흔하지만, 운동 프로그램과 처방되는 운동 프로토콜은 매우 다양하다. 운동의 종류에는 단거리 달리기나 계단 오르기와 같은 단기적 최대 운동, 장거리 달리기, 보행 및 자전거타기와 같은 지구력 운동, 최대치에 도달할 때까지의 운동량 증가로 기술되는 진행성 운동을 포함한다. 지상 및 수중 치료도 있다.[10] 이들 운동 종류 중 어떤 것도 모든 사람에서 동일한 효과를 보이지는 않는다. 선택된 운동의 종류 또는 모드는 개인의 요구, 목표 및 능력 수준에 따라 결정된다.

다수의 질환의 치료에 있어 물리치료사 감독하의 운동 치료에 대한 권장사항에도 불구하고, 처방되는 운동의 종류, 빈도 및 지속시간에 대한 구체적인 권장사항은 문헌에 나타나 있지 않다. 운동 프로토콜을 설정하는 방법은 매우 다양하므로 운동 프로그램의 효과를 조사하기 위한 연구는 어려움이 많다. 체계적인 리뷰를 시행하는 것은 항상 필요한 정보를 산출해내지 못한다. 많은 연구가 디자인이 좋지 못하고 방법론적 측면에서 개선을 요한다.[11]

운동 훈련은 운동 검사의 결과, 개인의 운동에 대한 반응, 현재의 의학적 상태, 위험인자 및 개별적 목표에 기반할 수 있다. 특히 물리치료사와 같이 훈련된 의료진이 감독하는 경우에는 중등도 강도 및 중등도의 진행성 운동 프로그램을 시작하기 전에 운동 스트레스 검사가 필수적이지는 않다. 미국심장협회와 미국심장학회에서 이러한 사실을 지지한다. 이러한 권장사항은 45세 이상의 건강한 남성과 55세 이상의 건강한 여성에서 일상적 운동 스트레스 검사의 유용성 및 효능에 관해 잘 정립

된 근거의 부족에 기인한다.[12]

다수(모두는 아님)의 질병, 질환에서 용량 비례 효과가 관찰된다. 즉, 신체 활동과 운동이 증가할수록 질병의 발생 비율이 감소한다(예, 당뇨, 심장동맥병, 고혈압). 모든 경우에서 어떠한 활동도 활동이 전혀 없는 것보다는 낫다. 보다 격렬한 운동은 어느 정도까지는 더욱 효과적이다. 개인의 상태에 따라 최적의 운동 수준을 개발하는 것이 많은 연구의 관심사이다. 모든 연령군에서 운동에 대한 스트레스 반응이 측정될 수 있다. 연구에서는 건강한 세포의 축적을 자극하고 과도한 세포 이화(파괴)와 분해를 막는 운동량을 찾는 것을 목표로 한다.

일부 질환은 운동의 종류와 최적의 빈도, 강도, 지속시간을 고려할 때 다른 접근 방식을 요한다. 예를 들어, 경도의 신체 활동과 운동은 면역 기능을 증진시키고 심장을 건강하게 유지하지만, 뼈밀도의 증가나 뼈소실의 예방에는 특정 저항성 훈련만큼 효과적이지 않다.[13]

운동 지속시간 (Duration of Exercise)

다른 처방과 마찬가지로, 운동 처방은 종류와 빈도, 강도 및 지속시간이 있다. 빈도와 마찬가지로, 지속시간은 개인의 단기적, 중기적, 장기적 목표에 기반하여 설정한다. 이들 두 지표는 METs로 측정되는 개인의 기능적 능력에 따라 좌우된다. 기능적 능력이 3 METs 미만인 사람은, 매일 세션당 5~10분 지속되는 세션으로 운동을 시작한다. 지구력이 증가하면서 3~5 METs 15분간의 세션(하루 2회) 및 5 METs 20~30분간의 세션을 매주 3~5회 시행하는 것으로 진행할 수 있다.[14]

훈련 프로그램은 환자를 생리적으로 자극하기 위해 충분한 훈련 자극을 주어야 하지만, 과도하여 피로나 다른 견디기 어려운 증상(예, 근육 통증, 가슴 통증 또는 협심증, 심실성 부정맥, 피로)을 유발하지 않도록 해야 한다. 이로 인해 정확한 빈도, 강도 및 지속시간을 명시하는 운동 처방의 단일 공식(즉, 모든 사람에게 적용되는 하나의 프로토콜)이 존재할 수 없는 이유이다. *빈도*, *강도* 및 *지속시간*의 순서로 흔히 거론되지만, 실제 훈련의 진행은 대개 지속시간, 빈도 및 강도의 순서를 따른다.

빈도 (Frequency)

얼마나 자주 운동을 해야 하는가. 당연히 매일 하는 것이 현재 가장 좋은 조언이다. 지속시간은 빈도도 결정할 수 있다. 예를 들어, 시작할 때 일부 개인은 얼마나 오래 운동을 하는지에 대한 제한을 설정할 수 있지만, 매일 두 세션을 하도록 시도해본다. 지구력이 증가하면서, 지속시간도 증가하여 30, 60, 90분의 운동을 완전히 소화할 수 있게 될 것이다. 다른 사람은 이보다 짧은 지속시간과 잦은 빈도로 해야 할 수 있다. 짧은 운동의 누적도 효과를 보인다; 한 세션은 최소 10분이 되어야 이보다 긴 세션과 동일한 효과를 나타낼 수 있다.[15]

운동 강도 (Exercise Intensity)

환자는 운동 강도 수준 설정에서 도움을 요할 수 있다. 이들은 "얼마나 세게 해야 하나요?"라고 물을 수 있다. 유산소 운동의 강도는 자각적 운동 강도(RPE)에 대한 Borg Scale을 사용하여 모니터할 수 있으며, 최대산소섭취량의 40~50%를 기준으로 설정한다. 60% RPE의 최대심박동수는 최대산소섭취량과 일치하는 것으로 나타났다. 예를 들어, 경도 · 중등도/고강도에 해당하는 Borg Scale rate 12~15(6~20의 척도에서)는 최대산소섭취량의 40~80%에 해당한다. 이러한 수준의 강도는 건강한 사람에서 훈련 수준으로 적당하다.[14]

중등도 강도의 운동은 저장된 체지방을 대사시키고, 인슐린, 에스트로겐, 안드로겐, 프로스타글란딘 및 면역기능에 영향을 주는 생리적 기능을 교정하기 위해 필요하다.[16] 동시에 치료사는 개인이 3 METs 이상을 요하는 중등도 강도의 신체 활동에 대한 현재의 권장사항에 미치지 못하고, "중등도"로 자각되는 강도가 "강한 또는 보다 집중적인"으로 바뀌어야 하는 경우에도, 심장 건강에 도움이 된다는 사실을 유념해야 한다.

이러한 공식을 모든 사람에게 적용하기 이전에 건강 수준을 고려해야 한다. 환자가 운동이 충분히 힘들다고 느낀다면 아마도 그럴 것이다. 달리 말하면, 자각적 운동 강도는 심장병의 발병 위험과 역상관관계에 있다.[17] 환자는 그들 나름의 속도와 수준으로 신체 활동을 하도록 격려해야 하며, 서서히 강도를 높여서 건강상의 이득이 최대가 되도록 한다.

참고문헌 (References)

1. Elley CR: Effectiveness of counseling patients on physical activity in general practice: Cluster randomized controlled trial. BMJ 326:793, 2003.
2. Simon HB: The No Sweat Exercise Plan: Lose Weight, Get Healthy, and Live Longer. New York, McGraw-Hill, 2006.
3. Warburton DE: Prescribing exercise as preventive therapy. CMAJ 178(6):731-732, 2006.
4. Gulati M: The prognostic value of a nomogram for exercise capacity in women. NEJM 353(5):468-475, August 2005.
5. Wendel-Vos GC: Reproducibility and relative validity of the Short Questionnaire to Assess Health-Enhancing Physical Activity. J Clin Epidemiol 56:1163-1169, 2003.
6. Marshall S: Translating physical activity recommendations into a pedometer-based step goal. Am J Preventive Med 36(5):410-415, 2009.
7. American College of Sports Medicine: Resource Manual for Guidelines for Exercise Testing and Prescription, 6th ed. Philadelphia, 2009.
8. Grandes G: Effectiveness of physical activity advice and prescription by physicians in routine primary care: A cluster randomized trial. Arch Intern Med 169:694-701, 2009.
9. Warburton DE: Evidence-informed physical activity guidelines for Canadian adults. Can J Publ Health 98 Suppl 2:S16-68, 2007.
10. Jones NL, Killian KJ: Exercise limitation in health and disease. NEJM 343(9):632-641, 2000.
11. Helmhout PH: Exercise therapy and low back pain. Insights and proposals to improve the design, conduct, and reporting of clinical trials. Spine 33(16):1782-1788, 2008.
12. Gibbons RJ: ACC/AHA guidelines for exercise testing: A report of the American College of Cardiology/American Heart Association Task Force on Practice Guidelines. J Am Coll Cardiol 30:260-311, 1997.
13. Stewart KJ: Fitness, fatness, and activity as predictors of bone mineral density in older persons. J Int Med 252(5):381-388, 2002.
14. Heckman GA, McKelvie RS: Cardiovascular aging and exercise in healthy older adults. Clin J Sport Med 18(6):479-485, November 2008.
15. Haskell WL: American College of Sports Medicine and the American Heart Association: Physical activity and public health: Updated recommendations for adults. Med Sci Sports Exerc Special Communications 1423-1434, 2007.

16. Byers T: American Cancer Society guidelines on nutrition and physical activity for cancer prevention: Reducing the risk of cancer with healthy food choices and physical activity. Cancer J Clin 52:92-119, 2002.
17. Lee IM: Relative intensity of physical activity and risk of coronary heart disease. Circulation 107(8): 1110-1116, 2003.

자료 (Resources)

Ashe MC, Khan KM: Exercise prescription. J Am Acad Orthop Surg 12(1):21-27, 2004.

Harvard Men's Health Watch: Exercise: A program you can live with, a special health report from Harvard Medical School. Boston, Harvard Health Publications, 2008. Available at www.health.harvard.edu. Accessed February 21, 2009.

Kraemer WJ, Ratamess NA: Fundamentals of resistance training: Progression and exercise prescription. Med Sci Sports Exerc 36(4):674-688, 2004.

Manson JE: Walking compared with vigorous exercise for the prevention of cardiovascular events in women. NEJM 347(10):716-725, 2002.

제 3 장

만성질환 및 질병
(Chronic Illness and Disease)

좌식생활습관은 미국에서 매년 250,000 이상의 조기 사망의 원인이 된다. 모든 사망의 약 10%는 비활동에 기인하며, 약 25%는 만성질환에 의한다. 모든 미국인의 25% 미만만이 필요한 운동을 하고 있다.[1]

만성질환을 지닌 사람의 치료에는 매년 미국인들이 의료비로 지불하는 2조 달러의 약 75%가 해당된다.[2] 이는 50세 이상의 미국인이 7천 5백만 명이며, 이들 중 다수가 운동에 의해 긍정적인 영향을 받을 수 있는 관절염, 고혈압 또는 뼈엉성증과 같은 만성질환을 하나 이상 지니고 있기에 설명 가능하다. 만성질환에 있어서의 운동 처방의 역할은 "의학으로서의 운동"으로 전환하는 데 있어서 새로운 관심의 대상이 되었다.[3]

만성 장애를 초래하는 질환과 상태에 대한 신체 활동
(Physical Activity for Chronic Disabling Disease and Conditions)

운동은 대개 만성적으로 아픈 사람이 아닌, 건강한 사람에 대한 활동으로 간주되어져 왔다. 신체 활동은 Health People *2010*에서 가장 두드러진 건강 지표로 순위 매김하였다.[4, 5] 지구력 운동은 많은 만성질환과 관련되는 쇠약, 위약 및 기능적 소실의 주기를 회복시킨다.[6]

특히 노인의 신체 활동과 운동이 장애 및 다른 건강 결과에 미치는 영향을 조사하는 데 주된 연구의 관심이 있다. *Established Populations for Epidemiologic Studies of the Elderly(EPESE)*와 같은 연구에서는 장애없이 사는 해의 수(years)는 능동적인 생활습관에 의해 결정된다고 보고하였다. 약간만의 보행도 장애 발생률의 감소와 관련된다. EPESE는 장애가 없는 노인에서 운동의 장애 예

방 역할에 대해 평가하기 위해 계속 진행 중이다.[7]

신체 활동과 운동이 호르몬의 영향을 통해 직접적으로, 그리고 체중 조절에 대한 영향을 통해 간접적으로 만성질환을 감소시킨다는 근거가 계속 축적되고 있다.[8] "만성질환 관리"는 만성 및 장애를 유발하는 질병, 질환, 상태 및 부상의 치료에 있어서 재활에 대한 새로운 용어이다.

신체적 비활동은 특히 노인인구에서 많은 만성질환 및 장애의 위험 증가와 관련된다. 만성질환을 지닌 사람은, 운동 치료가 건강을 증진시키고, 질병의 합병증 발생 위험인자를 일부 교정하는 데 효과적이다.[9, 10] 규칙적 신체 활동으로 인한 건강상의 이점은 이미 잘 기술되어져 있다. 축적된 지식은 너무나도 광범위하기 때문에 이러한 근거를 실행 계획으로 옮겨야 한다.[11]

노인의 신체적 비활동은 만성질환 및 장애에 대한 주요 기여 인자이다. 운동은 심혈관계의 노화로 인한 변화를 완화시키는 것으로 입증되었다.[12] 규칙적인 운동, 또는 신체 활동의 약간의 증가도 암, 만성콩팥기능부전, 종말증, 근육감소증, 류마티스관절염, 뼈관절염 및 사람면역결핍바이러스와 같은 만성질환과 관련된 근육 단백 소모를 줄이는 것으로 나타났다. 결과적으로 지구력, 근력 및 심지어 일상생활활동에서의 독립성 증진이 가능하다.[13, 14]

미국스포츠의학회에서는 만성질환을 5개의 주요 카테고리로 분류하였다: 심혈관 및 호흡, 대사, 면역/혈액, 정형 및 신경근. 각 분류에서의 만성질환 예방에 대한 운동의 이점과 효과에 대한 연구가 진행 중이다. 현재까지 수집된 데이터 결과, 연방정부에서는 특히 만성질환과 관련되어 예방 및 치료 효과가 관찰되기 시작하는 것을 보고하고 있다. 메디케어 및 메디케이드 서비스 센터(CMS)는 어떤 주가 천식, 당뇨 및 울혈성심장기능상실과 같은 만성질환에 대한 질병-관리 프로그램에 노력을 기울이는지를 매칭하는 프로그램을 선포하였다.[15]

현재의 운동 처방에 대한 이해는 대부분의 만성질환에 제한적이다. 이 책에서는 근거, 경험 및 상식에 근거하여, 다양한 의학적 진단에 대한 구체적인 훈련 모드에 대한 제한을 요약한다. 데이터가 확보되는 한 최신 지견을 목표로 한다. 기본 운동 프로그램을 시작할 때의 가이드라인은 어떤 구체적인 부분이 불가능한지에 여전히 의존하며, 항상 환자나 장애에 대한 특수 고려사항에 맞추도록 한다.[16]

운동과 면역계 (Exercise and the Immune System)

선천적 면역계의 세포 숫자, 기능 및 특징에 대한 운동의 효과(유익한 것과 유해한 것)는 이미 알려져 있다.[17-20] 중등도의, 격렬한, 그리고 힘든 운동은 다양한 수준의 운동 강도가 암 예방 효과를 포함하여 면역기능[21, 22]을 어떻게 변화시키는지에 대해 점차 많은 것을 알려준다. 운동은 산화 손상을 줄이며, DNA 복구 체계를 강화하며, 세포내 단백 복구 체계를 개선할 수 있다. 달리 말하면, 운동은 면역조정자이다.[23, 24]

과도하게 격렬한 운동 또는 과훈련(특히 좌식생활을 하거나 잘 맞지 않는 사람에게)은 지나치게 많은 자유라디칼 형성을 초래하여 세포에 손상을 가할 수 있다. 적절한 종류의 운동을 통해, 대식세포 및 자연살해세포의 기능을 향상시키고, 낮은 수준의 만성 염증을 감소시키기 위해 염증유발 중재자가 감소할 수 있다. 이러한 정보는 감염 및 암에 대한 사람의 취약성을 줄이기 위해 사용될 수 있다.[25]

노화와 운동 (Aging and Exercise)

교육, 신체적 건강의 증진 및 비만, 심장병, 제2형 당뇨 및 다른 만성 건강 문제의 예방은 모두 물리치료사가 수행해야 할 역할이며, 소아에서부터 평생에 걸쳐 모든 연령군을 아우른다.

제2형 당뇨의 발생은 소아를 포함한 젊은 사람에서 급격하게 증가하고 있다. 노인 인구에서의 신체 건강의 이득은 낙상 및 골절의 예방, 이동성 및 독립성의 유지, 기능 저하의 지연의 측면에서 이미 잘 알려져 있다. 운동은 산소 포화도를 높이고, 허약함을 회복시키며, 보행 속도를 늘리고, 혈압을 낮춰서 삶의 질을 개선한다.[26]

신체 활동과 운동이 세포, 체계 및 행동 수준에서 인지 및 뇌 기능에 미치는 긍정적인 영향은 심지어 90대나 100대를 포함한 모든 연령군에서 확인되었다.[27-29] 매일 중등도의 신체 활동은 뼈를 강하게 하고, 근육량 소실을 늦추며, 균형을 증진시키고, 질환이나 부상으로부터 회복을 촉진하며, 노인에서 흔한 다수의 질환의 위험을 낮춘다. 매주 4시간의 보행은 80대 후반의 노인에서 3년 생존율을 3배 증가시키는 것으로 나타났다. 활발한 80대 노인은 우울증과 외로움을 덜 호소하였으며, 일상 과제의 수행 능력도 더 우수하였다. 60~80세의 연령군에서도 유사한 효과가 관찰되었다.[30]

다수의 관찰적 및 중재적 연구 결과에서는 규칙적인 운동(매주 3~4회)이 치매 및 알츠하이머질환의 발병 지연과 관련된다고 하였으며, 노인에서 그 가치를 지지하였다. 실제로 연구자들은 중등도의 운동이 치료의 위험을 40% 낮출 수 있다고 하였다.[31-35]

단기적 및 장기적 운동은 신경전달물질[예, 뇌유래신경영양인자(BDNF)]도 분비하여, 인지 기능 및 뇌 건강을 증진시킨다. 운동의 강도는 효능과 비례하는 것으로 나타났다. 이는 BDNF가 양방향으로 혈관-뇌 장벽을 통과할 수 있다는 점에서 중요한 소견이다. 강도에 의존하는 소견은 신경학적 건강을 유지 또는 향상시키기 위한 운동 처방 시 도움이 될 수 있다.[36]

보다 나이 든 노인(70세 이상)에서는, 유산소 활동이 기능적 범위 내에 있어야 한다(최대 유산소 능력으로 운동하는 것과 대비하여). 이는 운동을 최대하 유산소 범위에서 시행토록 한다. 심박동수를 안정 시 보다 올리는 것이 일차 목표이다; 이는 개인의 남은 하루 활동에 대한 보유분을 고갈시키지 않으면서 시행되어야 한다. 종종 노인이나 쇠약한 사람은 균형 활동 운동, 근력강화 훈련 및 심지어 유연성 운동만으로도 심박동수를 최대하로 올릴 수 있다. 활력징후를 모니터하는 것은 어떤 수준의 활동에 도달하였는지 확인하기 위해 좋은 방법이다.

치료사는 최소 10분간 매일 운동하도록 격려해야 하지만(여기서부터 서서히 내성을 증진시킴),

모든 환자로 하여금 근력강화 훈련으로부터 휴식을 취하도록 한다. 근육이 복구 및 회복되는 시간을 주며, 2일 간의 운동 후 하루 휴식을 취한다. 피로, 근육통 및 안정 시 심박동수가 정상 오전 심박동수에 비해 5회 이상 증가되는 것은 운동으로부터 완전히 회복되지 않았음을 의미하며 휴식을 요한다.[37] 동시에, 훈련 효과를 잃지 않으려면 근육 형성 활동 사이에 36시간 이상 경과하지 않도록 해야 한다.

신체적으로 건강한 55~79세 사이 연령의 성인은 동일한 연령의 덜 활동적인 성인에 비해 뇌의 이마, 관자 및 마루 부위에서의 노화로 인한 뇌조직 위축이 감소하는 것으로 나타났다.[38] 유산소 건강 훈련은, 건강하지만 좌식생활을 하는 노인의 인지적 생명력을 고양시켜 이러한 효과를 얻을 수 있다.[30] 동일한 연구에서는 소량의 운동이 여러 생리적 측면에서 유익하지만, 세션당 30분 미만의 운동은 인지 기능에 거의 영향을 주지 못한다고 하였다. 활동은 짧은 보행과 같이 단순할 수 있다.[39] 30분에서 45분까지 점진적으로 활동을 증가시키면, 다양한 과제를 수행하면서 의사 결정을 하는 데 있어 11%의 향상이 관찰되었다.

정신건강과 인지기능 (Mental Health and Cognitive Function)

운동은 안녕감을 향상시키고, 불안감을 줄이며, 문제 해결을 촉진하는 것으로 나타났으며, 불안과 우울증(기분) 장애의 치료로 흔히 처방된다.[40] 개인의 나이, 정신력, 동반질환 및 다른 상태를 고려할 때, 모든 사람이 이 책에서 기술된 운동 처방을 수행하지는 못한다. 유산소 운동은 엔돌핀, 세로토닌 및 다른 기분을 고양시키는 호르몬의 분비를 촉진한다. 그 결과 스트레스가 완화되고, 안녕감이 증가하며, 수면 양상이 호전된다.[41] 신체 활동은 인지 및 뇌기능을 증진시키며, 인지 저하 및 신경퇴행성 질환 발병에 대해 보호작용을 한다.[42, 43]

관찰적 연구에서는 신체적으로 활동적인 성인은 좌식생활을 하는 군에 비해 인지 저하 및 치매를 경험할 가능성이 적다고 한다.[33] 규칙적인 지구력 운동은 좌식생활을 하는 노인에서 인지를 개선시킬 수 있다.[39, 44, 45] 인지 저하 소견을 보이는 치매 노인은 운동 재활에 참여해야 한다; 운동을 하는 정상 인지 기능을 지닌 대조군에서와 동일한 긍정적 결과가 유발된다.[46] 노인에서 중추신경계 건강과 인지 기능을 유지하고 증진시키는 데 있어서의 유산소 건강의 역할에 대한 강력한 생물학적 근거가 있다.

동물연구에서는 운동이 산화로 인한 뇌세포의 세포 손상을 감소시키는 것으로 나타났으며, 이러한 세포 손상은 사람에서의 기억력 저하 및 알츠하이머병과 연관되는 것으로 보인다. 규칙적으로 중등도의 운동을 시행하는 쥐의 뇌세포는 운동을 하지 않는 쥐에 비해 분자적 지방과 DNA 샘플이 더욱 건강하다. 일생 동안의 운동은 소뇌의 노화와 관련된 산화 손상의 여러 분자 지표를 감소시키는 결과를 나타냈다. 또한 노년에 시작한 가벼운 운동도 지질 산화 및 운동 기능에 유익한 효과를 나타냈다.[47]

유산소에 기반한 운동 훈련과 저항성 훈련은 인지 저하 및 치매의 위험을 낮추는 데 보호적인 역할을 하는 것으로 나타났다. 저항성 훈련은 IGF-1과 호모시스테인을 포함하는 기전을 통해 인지 저하를 막을 수 있다. 유산소 건강(보다 높은 건강 수준)은 보다 큰 뇌의 해마와 관련되며, 이는 기억력 증진으로 이어진다.[49]

신체 활동은 약물과는 달리, 인지 기능에 국한되지 않은 건강상의 효과를 나타낸다. 신체 활동과 운동은 신체적 장애, 우울증 및 낙상의 발생을 줄이고, 삶의 질을 개선하며, 심혈관계 기능을 향상시킨다. 신체 활동의 유익한 효과는 시간이 지나도 유지된다.[33]

인지 조절을 유지하거나 향상시키기에 가장 적합한 특정 종류의 운동에 대한 근거에 관해서는 양질의 연구가 부족하다. 다른 종류의 운동이 인지 결손을 지니거나 지니지 않은 노인의 인지 기능에 미치는 영향을 평가하기 위해서는 보다 양질의 시험이 필요하다.[50] 경도의 인지 장애를 동반한 노인을 대상으로 한 운동의 인지에 관한 실행 가능성 연구 및 체계적 고찰에서는 규칙적인 중등도 강도의 보행이 유산소 건강을 향상시킨다는 생각을 지지한다. 유산소 건강이 개선되면서 프로그램에 대한 참여와 기억력에서도 작지만 유의한 향상이 관찰되었다.[50, 51]

건강한 노인을 대상으로 한 유산소, 저항성 및 균형 훈련에 대해 현재까지 설정된 가이드라인이 미국심장협회와 미국스포츠의학회에 의해 발표되었다. 미국정형외과학회에서는 나이 많은 선수는 고강도 활동보다는 저강도, 지구력 활동 및 스포츠에 참여하도록 권장한다.[52-54]

참고문헌 (References)

1. Harvard Men's Health Watch: Exercise: A program you can live with, a special health report from Harvard Medical School. Boston, Harvard Health Publications, 2008. Available at www.health.harvard.edu. Accessed December 12, 2009.
2. Royall RS, Rear Admiral: US Deputy Assistant Secretary for Health in the US Department of Health and Human Services. PTs: First responders: Keynote address. PT 2007: Annual conference and exposition of the American Physical Therapy Association, Denver, CO, June 2007.
3. Moore GE: The role of exercise prescription in chronic disease. Br J Sports Med 38:6-7, 2004.
4. U.S. Department of Health and Human Services. Physical activity and health: A report of the Surgeon General. U.S. Department of Health and Human Services, Centers for Disease Control and Prevention, National Center for Chronic Disease Prevention and Health Promotion, Atlanta, GA, 1996.
5. U.S. Department of Health and Human Services. Healthy People 2010: Understanding and improving health, 2nd ed. U.S. Government Printing Office, Washington, DC, 2000.
6. Iverson MD: Enhancing function in older adults with chronic low back pain: A pilot study of endurance training. Arch Phys Med Rehabil 84(9):1324-1331, 2003.
7. Guralnik JM: Established populations for epidemiologic studies of the elderly (EPESE). National Institute on Aging, 2005. Available at www.grc.nia.nih.gov/brances/ledb/jguralnik.htm. Accessed January 7, 2009.
8. Eyre H: Preventing cancer, cardiovascular disease, and diabetes: A common agenda for the American Cancer Society, the American Diabetes Association, and the American Heart Association. Am Cancer J Clin 54:190-207, 2004.
9. Kujala UM: Evidence for exercise therapy in the treatment of chronic disease based on at least three randomized controlled trials: Summary of published systematic reviews. Scand J Med Sci Sports 14: 339-345, 2004.
10. Kujala UM: Benefits of exercise therapy for chronic diseases. Br J Sports Med 40(1):3-4, 2006.
11. Pedersen BK, Saltin B: Evidence for prescribing exercise as therapy in chronic disease. Scand J Med Sci Sports 16(Suppl 1):3-63, 2006.

12. Heckman GA, McKelvie RS: Cardiovascular aging and exercise in healthy older adults. Clin J Sports Med 18(6):479-485, November 2008.
13. Zinna EM: Exercise treatment to counteract protein wasting of chronic disease. Curr Opin Nutr Metab Care 6(1):87-93, 2003.
14. Durstine JL: ACSM's exercise management for persons with chronic diseases and disabilities, 2nd ed. Champaign, IL, 2002.
15. Centers for Medicare and Medicaid Services (CMS): CMS offers funds for Medicaid disease management. http://www.cms.hhs.gov/. Posted February 27, 2004. Accessed January 19, 2009.
16. Durstine JL: Physical activity for the chronically ill and disabled. Sports Med 30(3):207-219, 2000.
17. Woods JA, Davis JM, Smith JA: Exercise and cellular innate immune function. Med Sci Sports Exerc 31(1):57-66, 1999.
18. Wang JS: Exercise affects platelet-impeded antitumor cytotoxicity of natural killer cell. Med Sci Sports Exerc 41(1):115-122, 2009.
19. Chen YW: Exercise affects platelet-promoted tumor cell adhesion and invasion to endothelium. Eur J Appl Physiol 105(3):393-401, 2009.
20. Matthews CE: Moderate to vigorous physical activity and risk of upper-respiratory tract infection. Med Sci Sports Exerc 34(8):1242-1248, 2002.
21. Goodman CC, Kapasi ZF: The effect of exercise on the immune system. Rehabil Oncol 20(1):13-26, 2002.
22. Kapasi ZF: Effect of duration of a moderate exercise program on primary and secondary immune responses. Phys Ther 83(7):638-647, 2003.
23. Rogers CJ: Physical activity and cancer prevention: Pathways and targets for intervention. Sports Med 38(4):271-296, 2008.
24. Senchina DS, Kohut ML: Immunological outcomes of exercise in older adults. Clin Intervent Aging 2(1): 3-16, 2007.
25. Mitchell T: Move yourself: The Cooper Clinic medical director's guide to all the healing benefits of exercise (even a little!). Hoboken, NJ, John Wiley & Sons, 2008.
26. Moffat M: Physical fitness: Promoting health and wellness in all patient/client populations. Plenary session. Annual Conference and Exposition of the American Physical Therapy Association, June 2007, Denver, CO.
27. Hillman CH: Be smart, exercise your heart: Exercise effects on brain and cognition. Natl Rev Neurosci 9(1):58-65, 2008.
28. Ljubuncic P: Evidence-based roads to the promotion of health in old age. J Nutr Health Aging 12(2): 139-143, 2008.
29. Ozaki A: The Japanese centenarian study: Autonomy was associated with health practices as well as physical status. J Am Geriatr Soc 55(1):95-101, 2007.
30. Stessman J: Physical activity, function, and longevity among the very old. Arch Intern Med 169(16): 1476-1483, 2009.
31. Larson EB: Exercise is associated with reduced risk for incident dementia among persons 65 years of age and older. Ann Intern Med 144(2):73-81, 2006.
32. Larson EB: Physical activity for older adults at risk for Alzheimer's disease. JAMA 300(9):1077-1099, 2008. [See also http://www.medscape.com/viewarticle/521660?src=mp]
33. Lautenschlager NT: Effect of physical activity on cognitive function in older adults at risk for Alzheimer's disease: A randomized trial. JAMA 300(9):1027-1037, 2008.
34. Ma Q: Beneficial effects of moderate voluntary physical exercise and its biological mechanisms on brain health. Neurosci Bull 24(4):265-270, 2008.
35. Rolland Y: Physical activity and Alzheimer's disease: From prevention to therapeutic perspectives. J Am Med Dir Assoc 9(6):390-405, 2008.
36. Ferris L: The effect of acute exercise on serum brain-derived neurotrophic factor levels and cognitive function. Med Sci Sports Exerc 39(4):728-734, 2007.
37. DiNubile NA: How much exercise is too much? AAOS Bulletin 2008. Available at www.aaos.org. Accessed January 21, 2009.
38. Colcombe S: Aerobic fitness reduces brain tissue loss in aging humans. J Gerontol 58:M176-M180, 2003.
39. Colombe S, Kramer AF: Fitness effects on the cognitive function of older adults: A meta-analytic study. Psychol Sci 14(2):125-130, 2003.
40. Callaghan P: Exercise: A neglected intervention in mental health care? J Psychiatr Mental Health Nurse 11(4):476-483, 2004.
41. Lee I-Min: Exercise: A program you can live with: A special report from Harvard Medical School. Boston, Harvard University Press, 2003.
42. Kramer AF, Erickson KI: Capitalizing on cortical plasticity: Influence of physical activity on cognition and brain function. Trends Cognitive Sci 11(8):342-348, 2008.
43. Yaffe K: A prospective study of physical activity and cognitive decline in elderly women. Arch Intern Med 161:1703-1708, 2001.
44. Colcombe SJ: Aerobic exercise training increases brain volume in aging adults. J Gerontol A Biol Sci Med Sci 61(11):1166-1170, 2006.

45. Hillman CH: Be smart, exercise your heart: Exercise effects on brain and cognition. Nature Rev Neurosci 9:58-65, 2008.
46. Heyn PC: Endurance and strength training outcomes on cognitively impaired and cognitively intact older adults: A meta-analysis. J Nutr Health Aging 12(6):401-409, 2008.
47. Cui L: Comparison of lifelong and late life exercise on oxidation stress in the cerebellum. Neurobiol Aging 30(6):903-909, 2009.
48. Liu-Ambrose T, Donaldson M: Exercise and cognition in older adults: Is there a role for resistance training programs? Br J Sports Med Nov. 19, 2008.
49. Erickson KI: Aerobic fitness is associated with hippocampal volume in elderly humans. Hippocampus 19(10):1030-1039, 2009.
50. Van Uffelen JG: The effects of exercise on cognition in older adults with and without cognitive decline: A systematic review. Clin J Sports Med 18(6):486-500, November 2008.
51. Chin A, Paw MJ: The functional effects of physical exercise training in frail older people: A systematic review. Sports Med 38(9):781-793, 2008.
52. American College of Sports Medicine. ACSM's Guidelines for Exercise Testing and Prescription, 7th ed. Philadelphia, Lippincott, Williams & Wilkins, 2005.
53. Lauer M: Exercise testing in asymptomatic adults: A statement for professionals from the American Heart Association. Circulation 112:771-776, 2005.
54. American Academy of Orthopaedic Surgeons (AAOS): Older athletes exercising their options. JOMM 22(11):558-559, 2005.

제 2 부

질 환
(Conditions)

다음 섹션에서는 특정 질환을 지닌 환자의 운동 처방에 관해 논의한다. 각 장은 질환의 병태생리를 설명하고, 질환으로 인해 어떻게 지구력 장애가 초래되는지, 어떻게 신체 활동을 제한하는지에 대해 설명한다. 또한 환자를 검사하고, 체력 수준에 대한 기저 평가 시행에 필요한 주요 정보를 제공한다. 마지막으로 이들 환자에서 권장되는 운동과, 운동을 어떻게 진행할 것인지에 관해 요약하면서 각 장을 마무리한다. 여기서 다룰 내용은 독자가 체력 수준의 평가에 대한 배경지식과 적절한 운동 처방에 대한 약간의 경험을 가지고 있다고 가정한다. 마지막으로 참고문헌 목록을 통해 특정 질환에 대한 운동처방의 근거를 제시하며, 이들 운동처방에 관한 상세한 정보를 제공한다. 열거된 참고문헌은 문헌의 일부에 불과하다; 각 질환에 대해 가장 좋은 근거를 압축, 요약하려고 하였다.

질 환 목 록

후천면역결핍증후군 (AIDS) 32

빈혈 (Anemia) 34

강직척추염 (Ankylosing Spondylitis) 36

불안장애 (Anxiety Disorders) 38

천식 (Asthma) 40

골수이식 (Bone Marrow Transplant) 42

암, 골 종양 (Cancer, Bone Tumors) 46

암, 유방 (Cancer, Breast) 48

암, 대장 (Cancer, Colorectal) 50

암, 호지킨림프종 (Cancer, Hodgkin Lymphoma) 52

암, 급성림프모구백혈병 (Cancer, Leukemia-Acute Lymphoblastic) 54

암, 폐 (Cancer, Lung) 56

암, 비호지킨림프종 (Cancer, Non-Hodgkin Lymphoma) 58

암, 난소 (Cancer, Ovarian) 60

암, 전립샘 (Cancer, Prostate) 62

만성피로증후군 (Chronic Fatigue Syndrome) 64

만성폐쇄성폐질환 [Chronic Obstructive Pulmonary Disease (COPD)] 66

만성콩팥기능상실 (Chronic Renal Failure) 68

만성정맥기능부전 (Chronic Venous Insufficiency) 70

경화 (Cirrhosis) 72

울혈심장기능상실 (Congestive Heart Failure) 74

심장동맥병 [Coronary Artery Disease(CAD)] 76

쿠싱증후군 (Cushing Syndrome) 78

우울증 (Depression) 80

요붕증 (Diabetes Insipidus) 82

당뇨, 제1형 (Diabetes Mellitus, Type 1) 84

당뇨, 제2형 (Diabetes Mellitus, Type 2) 86

식사장애 (Eating Disorders) 90

간질 (Epilepsy) 92

섬유근육통 (Fibromyalgia) 94

혈우병 (Hemophilia) 96

간염 (Hepatitis) 98

고혈압 (Hypertension) 100
갑상샘항진증 (Hyperthyroidism) 102
갑상샘저하증 (Hypothyroidism) 104
염증창자질환 [Inflammatory Bowel Disease(IBD)] 106
전신홍반루푸스 [Lupus, Systemic Erythematosus(SLE)] 108
림프부종 (Lymphedema) 110
대사증후군 (Metabolic Syndrome) 112
다발경화증 [Multiple Sclerosis(MS)] 114
비만 (Obesity) 116
장기이식, 콩팥 및 간 (Organ Transplantation, Kidney and Liver) 120
골관절염 (Osteoarthritis) 122
골수염 (Osteomyelitis) 124
뼈엉성증 (Osteoporosis) 126
파킨슨병 (Parkinson's Disease) 128
말초동맥질환 [Peripheral Arterial Disease(PAD)] 130
소아마비후증후군 (Post-Polio Syndrome) 132
횡문근융해 (Rhabdomyolysis) 134
류마티스관절염 (Rheumatoid Arthritis) 136
낫적혈구병 (Sickle Cell Disease) 138
낫적혈구소질 (Sickle Cell Trait) 140
수면무호흡증후군 (Sleep Apnea Syndrome) 142
수면장애, 노화관련 (Sleep Disorders, Age-Related) 144
결핵 (Tuberculosis) 146

후천면역결핍증후군 (AIDS)

AIDS의 개요

이 질환은 세포 매개성 및 체성 면역의 진행성 소실로 인해 면역 체계가 억제되는 것이다. 이는 사람면역결핍바이러스(HIV)에 의한 감염으로 시작되어 T4-세포 림프구의 소실로 이어진다. 면역결핍 상태로 인해 환자는 감염, 암 및 다른 질환에 취약하게 된다. HIV의 효과를 억제하기 위해 환자에게 고효능 항레트로바이러스 치료요법(highly active antiretroviral therapy)을 시행한다. 환자는 이차감염이나 다른 질환으로 인한 피로로 인해 일상활동이 제한될 수 있으며 상태악화로 이어질 수 있다.[1, 2] 처방된 운동 프로그램의 시행은 환자의 면역결핍에 대한 악영향 없이 상태악화 효과를 역전시킬 수 있다.[3]

고려해야 할 동반질환

- 환자는 통증성 말초신경병증, 관절염 및 근육병이 발생 시, 증상 조절을 위해 활동이 제한될 수 있다.

환자 검사

환자 검사의 핵심

- 환자에게 현재의 림프구 농도를 묻는다; CD4 림프구 숫자가 500/mm^3 미만이면 면역 결핍을 의미한다.
- 이차 질환에 대해 어떤 종류의 검사와 치료를 시행하는지에 관해 환자와 논의한다.

건강 수준에 대해 권장되는 기초 테스트

- 심혈관계 건강은 트레드밀, 사이클 에르고미터 또는 보행 검사를 통한 최대하 테스트로 평가할 수 있다.
- 근력은 일회 · 반복 또는 최대 10회 · 반복 테스트를 사용한 프리 웨이트나 기계 웨이트를 통해 측정할 수 있다.
- 환자의 불안 또는 우울 수준에 대한 평가는 운동 프로그램의 심리적 영향을 파악하는 데 유용할 수 있다.[3, 4]

운동 처방 (Exercise Prescription)

종 류: 유산소(aerobic) 및 저항성 운동의 병행
강 도: 최대심박동수의 60~75% [3, 5]
지속시간: 20분으로 시작
빈 도: 매주 3~5세션(sessions)

시작하기

건강한 면역 체계를 유지하기 위해서는 과도한 피로를 피해야 할 필요가 있기 때문에, 초기 운동 지표를 신중하게 선택하며 환자로 하여금 과로를 피하도록 교육한다. 우울증, 과도한 불안 또는 수면장애를 겪는 환자는 어느 정도 수준의 운동을 유지해야 하지만 운동 프로그램의 강도를 낮출 필요가 있을 수 있다.[6] 환자는 나이에 맞는 지구력 및 심혈관계 건강을 얻기 위해서는 적어도 6개월간의 운동 프로그램을 유지해야 한다. 환자는 운동 프로그램의 신체적 및 심리적 영향으로부터 이득을 얻어야 한다.[3, 4] 환자가 일관적인 운동 프로그램을 진행하게 되면, 주요 근육군에 대한 저항성 운동을 추가한다. 저항성 운동은 최대치의 60% 강도로 시행할 수 있으며, 10회 반복의 3세트로, 세트간에 1~2분간 휴식시간을 갖는다.[3, 7, 8] AIDS 환자는 중등도 및 고강도의 유산소 및 레크리에이션 활동을 포함하는 운동 프로그램으로 진행할 수 있다.[3]

참고문헌 (References)

1. Hand GA, Phillips KD, Dudgeon WD, et al. Moderate intensity exercise training reverses functional aerobic impairment in HIV-infected individuals. AIDS Care 20(9):1066-1074, 2008.
2. Cade WT, Peralta L, Keyser RE. Aerobic exercise dysfunction in human immunodeficiency virus: A potential link to physical disability. Phys Ther 84(7):644-654, 2004.
3. Ciccolo JT, Esbelle EM, Bartholomew JB. The benefits of exercise training for quality of life in HIV/AIDS in the post-HAART era. Sports Med 34(8):487-499, 2004.
4. Dudgeon WD, Phillips KD, Bopp CM, et al. Physiological and psychological effects of exercise interventions in HIV disease. AIDS Patient Care STDS 18(2):81-98, 2004.
5. Nixon S, O'Brien K, Grazier R, et al. Aerobic exercise interventions for adults living with HIV/AIDS. Cochrane Database Syst Rev 2:CD001796, 2005.
6. Phillips KD, Sowell RL, Rojas M, et al. Physiological and psychological correlates of fatigue in HIV disease. Biol Res Nurs 6(1):59-74, 2004.
7. Fillipas S, Oldmeadow LB, Bailey MJ, et al. A six-month, supervised, aerobic and resistance exercise program improves self-efficacy in people with human immunodeficiency virus: A randomised controlled trial. Austr J Phys 52:185-190, 2006.
8. O'Brien K, Nixon S, Glazier R, et al. Progressive resistive exercise interventions for adults living with HIV/AIDS. AIDS Care 20(6):631-653, July 2008.

빈혈 (Anemia)

빈혈의 개요

이 질환은 적혈구의 양과 질의 감소로 인하며, 혈액의 산소 운반 능력 저하를 초래할 수 있다. 빈혈은 적혈구의 생성, 정상적인 파괴 또는 소실에 영향을 미치는 모든 질환의 징후로 간주된다. 빈혈은 혈색소 수치가 여성에서는 12g/100dL, 남성에서는 14g/100dL 미만인 것으로 정의된다. 환자는 부상이나 질병 경과로 인해 일시적으로 빈혈을 경험할 수도 있고, 혈류내 산소의 충분한 공급을 유지하기 위해 지속적인 치료를 요할 수도 있다. 빈혈을 지닌 환자는 피로, 호흡곤란 및 위약을 경험할 수 있으며 이로 인해 일상 활동이 제한될 수 있다.

고려해야 할 동반질환

- 암과 골수질환 등 빈혈을 유발할 수 있는 질환에 대해 치료를 받는 환자는 이들 질환으로 인해 이동성이 제한될 수 있다.
- 활동의 장기적 감소는 심혈관계 및 신경근골격계에 대한 이차적인 상태악화로 이어질 수 있다.

환자 검사

환자 검사의 핵심

- 빈혈 환자에게 온혈구, 적혈구 지수 및 혈청 철, 혈청 페리틴 및 비타민 B_{12} 농도를 평가할 수 있다.

건강 수준에 대해 권장되는 기초 테스트

- 보행 또는 사이클 에르고미터 검사를 통해 운동 활동에 대한 내성을 평가할 수 있다.[1] 검사는 활력징후에 대해 면밀하게 모니터링을 하며, 운동 강도를 서서히 진행하면서 시행해야 한다.
- 일부 만성질환은 말초신경병증을 유발할 수 있으므로, 환자에서 서기 및 보행 활동을 통해 균형 및 협동에 대해 평가할 필요가 있을 수 있다.

운동 처방 (Exercise Prescription)

종　　류: 보행, 자전거타기(cycling), 팔(상지) 에르고미터(arm ergometry), 및 수중 활동
강　　도: 낮은 수준
지속시간: 짧은 지속시간, 10~20분간 시행하고 휴식기를 가짐
강　　도: 가능하다면 매일

시작하기

보행 활동은 빈혈을 유발하는 일차성 질환으로 인해 심하게 쇠약한 환자에게 가장 흔한 형태의 운동이다.[1] 환자는 안전 유의사항을 준수하면서 수중 운동을 선택할 수 있다. 빈혈 환자는 운동 세션 중에 심박동수, 산소 포화 농도 및 호흡곤란 정도에 대해 면밀하고 지속적인 모니터링을 할 필요가 있다. 운동 강도는 운동 프로그램 중 자각적 운동 강도나 심박동수 측정을 통해 스스로 평가할 수 있다. 산소 포화도 및 심박동수의 모니터링은 환자가 언제 혈액내 산소 감소 상태에서 운동을 하는지를 파악하는 데 도움이 된다. 운동의 지표는 빈혈을 유발하는 환자의 일차성 또는 이차성 질환에 적절하도록 설정할 필요가 있다.[2,3] 일차성 질환으로부터의 진행 또는 악화에 근거한 적절 운동 수준을 처방하기 위해 매일의 피로 수준을 평가해야 한다.[4] 환자는 기능적 능력을 증가시키고 심혈관계 건강을 향상시키기 위해 독립적 운동 프로그램으로 진행할 수 있다.

참고문헌 (References)

1. Dean E. Oxygen transport deficits in systemic disease and implications for physical therapy. Phys Ther 77(2):187-202, 1997.
2. Watson T, Mock V. Exercise as an intervention for cancer-related fatigue. Phys Ther 84(8):736-743, 2004.
3. Durstine JL, Painter P, Franklin BA, et al. Physical activity for the chronically ill and disabled. Sports Med 30(3):207-219, Sep 2000.
4. Drouin JS, Young TJ, Beeler J, et al. Random control clinical trial on the effects of aerobic exercise training on erythrocyte levels during radiation treatment for breast cancer. Cancer 107(10):2490-2495, Nov 15, 2006.

강직척추염 (Ankylosing Spondylitis)

강직척추염의 개요

이 전신적인 염증성질환은 주로 엉치엉덩관절과 척추관절을 침범하며, 말초관절도 침범할 수 있다. 이 질환은 침범된 관절의 섬유화와 골화를 유발한다. 원인은 알려져 있지 않지만, 환경 및 유전적 요인이 있을 것으로 보인다. 이 질환은 대개 허리 또는 엉덩관절의 통증과 강직이 서서히 시작된다. 척추 협착 및 척추 골절을 포함하여 이동성에 제한을 줄 수 있는 심한 합병증이 발생할 수 있다. 이 질환을 지닌 사람은 특히 오전에 심한 관절 강직으로 인해 이동성이 제한될 수 있다. 통증과 관련된 피로 증후군은 운동과 여가 활동을 시작할 수 있는 능력을 제한할 것이다.

고려해야 할 동반질환

- 진행된 강직척추염은 가슴벽의 이동성을 제한하며 호흡근 피로로 이어져 운동 내성을 현저하게 제한할 것이다.[1]

환자 검사

환자 검사의 핵심

- 이 질환은 초기 단계에서는 쉽게 발견하기 어렵다.
- 엉치엉덩관절염 및 척추관절에서의 염증 징후를 보여줄 수 있는 방사선영상을 권장할 것을 고려한다.
- HLA-B27 항원에 대한 lab 검사는 이 질환을 확인하는 데 도움이 될 수 있다.
- 환자의 자세, 가슴 팽창 및 척추와 사지의 관절운동범위를 평가하여 이 장애에 대한 기준을 설정한다.

건강 수준에 대해 권장되는 기초 테스트

- 운동 내성은 보행 또는 사이클 에르고미터 검사를 통해 평가할 수 있다.
- Bath Ankylosing Spondylitis Disease Activity Index는 환자의 증상과 활동 수준에 대한 기준으로 사용될 수 있다.[2]

운동 처방 (Exercise Prescription)

종 류: 보행, 자전거타기(biking), 자세 및 호흡 운동, 그리고 스트레칭 활동[3-5]
강 도: 낮은 레벨에서 시작, 최대 심박동수의 50~60%의 유산소 활동
지속시간: 최대 50분간의 복합 활동
강 도: 매주 3회

시작하기

이 질환을 지닌 환자는 척추 이동성이 제한되고 비정상적인 척추 자세를 지녀 척추골절의 위험이 증가한다. 스트레칭 및 발디디기, 보행 활동으로 준비운동을 하고 운동 프로그램을 시작한다. 이들 환자의 척추 자세, 가슴벽 이동성 및 근육 긴장도에 대해 개별적으로 운동을 가르쳐주는 데 시간을 할애하여 적절한 형태와 내성을 갖도록 한다. 염증 과정을 악화시킬 수 있는 과도한 운동 강도와 스트레칭 프로그램은 피한다. 운동 프로그램 시작 시에는 노젓기, 일립티칼 트레이너와 같이 과도한 관절운동을 요할 수 있는 운동은 피한다. 이 질환을 지닌 환자에서 수치료도 권장된다. 감독하 집단 운동 프로그램은 프로그램을 시작하거나 증상이 최근에 악화된 환자에서 권장된다.[6, 7] 환자는 건강과 이동성을 유지하기 위해 독립적인 운동 프로그램으로 진행할 수 있도록 권장해야 한다.[6]

참고문헌 (References)

1. Fisher LR, Cawley MI, Holgate ST. Relation between chest expansion, pulmonary function, and exercise tolerance in patients with ankylosing spondylitis. Ann Rheum Dis 49(11):921-925, 1990.
2. Bath Ankylosing Spondylitis Disease Activity Index. http://www.basdai.com/BASDAI.php. Accessed November 24, 2009.
3. Ince G, Sarpel T, Durgen B. Effects of a multimodal exercise program for people with ankylosing spondylitis. Phys Ther 86(7):924-935, 2006.
4. Fernández-de-Las-Peñas C, Alonso-Blanco C, Alguacil-Diego IM, et al. One-year follow-up of two exercise interventions for the management of patients with ankylosing spondylitis: A randomized controlled trial. Am J Phys Med Rehabil 85(7):559-567, 2006.
5. National Ankylosing Spondylitis Association's Guidebook for Patients. http://www.nass.co.uk/public/zips/NassBook.pdf. Accessed September 2, 2009.
6. Dagfinrud H, Kvien TK, Hagen KB. Physiotherapy interventions for ankylosing spondylitis. Cochrane Database Syst Rev 1:CD002822, 2008.
7. Dougados M, Dijkmans B, Khan M. Conventional treatments for ankylosing spondylitis. Ann Rheum Dis Suppl 3:40-50, Dec 2002.

불안장애 (Anxiety Disorders)

불안장애의 개요

이 질환은 걱정과 두려움의 감정적 상태로 교감신경계를 통해 생리적인 각성 반응을 유발한다. 이 질환에는 적응장애, 외상후스트레스증후군, 강박장애 및 범불안장애가 있다. 이들 질환을 지닌 사람은 신체 활동과 관련되는 여러 비정상적인 징후 및 증상을 보일 수 있다. 이들 질환을 지닌 환자는, 운동에 대한 정상적 반응이 불안상태의 증가로 해석될 수 있기 때문에, 대개 운동 활동을 피한다.[1] 불안장애를 지닌 환자는 불안 수준을 조절하기 위해 행동치료, 약물 및 운동 프로그램으로부터 도움을 받을 수 있다.[1, 2]

불안장애와 함께 나타날 수 있는 동반증상

호흡수의 증가	심박동수의 증가
혈압 상승	근육 긴장도 증가
발한	과민성
과다각성	어지러움

고려해야 할 동반질환

- 심장질환 및 폐질환을 지닌 환자는 일상 활동을 제한하는 심각한 상태악화를 보일 수 있다.

환자 검사

환자 검사의 핵심

- 운동 프로그램을 시작하기 전에 심장질환 및 신체적 제한에 대해 검사를 시행한다.
- 불안 수준에 대한 영향을 제한하기 위해 조절되는 환경에서 검사 및 운동 프로그램을 시행한다.
- 불안 수준의 조절에 대한 운동의 효과와 운동 프로그램을 시작하기 위해 얼마나 준비되었는지를 환자와 상의한다.

건강 수준에 대해 권장되는 기초 테스트

- 보행, 트레드밀 보행 또는 사이클 에르고미터 검사와 같이 환자에게 친숙한 활동을 하면서 유산소 능력을 평가한다.
- 활력징후의 변화가 정상 생리적 반응에 의한 것이라는 점을 확인하기 위해 운동 전 및 운동 중에 활력징후를 평가할 필요가 있다.
- 환자는 전반적인 이동성에 대해, 그리고 동반질환으로 인해 운동 활동이 제한될 수 있는지에 대해 선별검사를 받아야 한다.

운동 처방 (Exercise Prescription)

종 류: 보행, 자전거타기(biking), 달리기, 웨이트 리프팅
강 도: 중등도, 고강도로 진행, 최대 심박동수의 70~90%[3-6]
지속시간: 최소 하루 20분
강 도: 매주 5~7일

시작하기

불안장애를 지닌 환자는 매우 5~7일간 하루에 30~60분간의 고강도 운동을 통해 도움을 받는다.[3, 5] 유산소 능력을 증진시키는 지표를 포함하여 저항성 훈련을 운동 프로그램에 추가하고, 규칙적인 운동 프로그램을 유지한다. 이들 환자가 건강 수준을 유지하고 불안 수준을 조절하기 위해 유산소 건강을 증진시키는 다양한 활동을 채택하도록 권장한다. 성공적으로 불안장애를 조절하는 환자는 경쟁적인 지구력 운동에 참여하도록 권할 수 있다. 불안수준이 현저히 감소하기까지는 최대 10주 동안의 정기적인 유산소 활동에 참여할 필요가 있다는 것을 환자에게 알려준다.[1, 2]

참고문헌 (References)

1. Phongsavan P, Merom D, Wagner R, et al. Process evaluation in an intervention designed to promote physical activity among adults with anxiety disorders: Evidence of acceptability and adherence. Health Promotion J Austr 19(2):137-143, 2008.
2. Petruzzello SJ, Landers DM, Hatfield BD, et al. A meta-analysis on the anxiety-reducing effects of acute and chronic exercise: Outcomes and mechanisms. Sports Med 11(3):143-182, 1991.
3. Wipfli BM, Rethorst CD, Landers DM. The anxiolytic effects of exercise: A meta-analysis of randomized trials and dose-response analysis. J Sport Exerc Psychol 30(4):392-410, 2008.
4. Merom D, Phongsavan P, Wagner R, et al. Promoting walking as an adjunct intervention to group cognitive behavioral therapy for anxiety disorders: A pilot group randomized trial. J Anxiety Disord 22(6):959-968, 2008.
5. Dunn AL, Trivedi MH, O'Neal HA. Physical activity dose-response effects on outcomes of depression and anxiety. Med Sci Sports Exerc 33(6 Suppl):S587-S597, 2001.
6. Broman-Fulks JJ, Storey KM. Evaluation of a brief aerobic exercise intervention for high anxiety sensitivity. Anxiety Stress Coping 21(2):117-128, 2008.

천식 (Asthma)

천식의 개요

이는 만성염증성질환으로, 악화 시 가역적인 폐쇄성 폐질환을 유발한다. 천식은 운동을 포함한 여러 환경적 요인으로 인해 유발될 수 있다. 기도의 염증은 부종, 점액 생성 및 평활근 연축으로 인해 기도 폐쇄가 유발되며, 호흡이 어려워질 수 있다. 기관지 연축은 천명을 유발하며, 날숨의 연장, 가래가 없는 기침 및 빠른 호흡을 동반한다. 질환이 진행되면 만성폐쇄성폐질환에서와 유사한 영구적인 기도 변화로 이어질 수 있다.[1] 이 질환을 지닌 환자는 특히 추운 날씨에는 운동 유발성 천식을 경험할 수 있다. 이러한 발작은 예측이 불가능하며 이를 회피하기 위해 운동 활동을 제한하도록 한다. 천식 환자는 천식의 발생 증가 없이도 유산소 건강과 호흡 예비량을 증진시킬 수 있으며, 천식 발작으로부터 회복력이 향상될 수 있다.[2, 3]

고려해야 할 동반질환

- 비만인 환자는 천식 발병의 위험이 높다. 비만으로 인해 천식 조절이 어려워질 수 있다.

환자 검사

환자 검사의 핵심

- 환자가 질환의 중증도를 평가하기 위해 폐기능검사, 동맥혈가스분석 및 가슴 방사선검사를 시행하였는지 묻는다.
- 호흡 양상, 적절한 흡입제제의 사용 및 운동 활동 시의 자세에 대해 평가한다.[4]
- 흡연 및 니코틴이 질환에 미치는 영향에 관해 흡연자와 상담한다.
- 젊은 환자가 신체적 활동 및 천식에 대해 지닌 신념에 관해 논의한다. 다수의 청소년은 동료와 달리 보이는 것을 피하고, 앉아서 지내는 행동에 대한 이유로, 천식 발작을 유발할 수 있는 활동을 피한다.[5, 6]

건강 수준에 대해 권장되는 기초 테스트

- 보행, 달리기 또는 자전거타기의 유산소 검사로 유산소 능력, 환기 측정 및 운동 활동에 대한 기도내성의 기초 측정을 할 수 있다.
- 활동에 대한 내성의 기준치를 설정하기 위해 천식 발작의 발병을 유발하는 활동의 종류 및 환경적 요인을 확인한다.

운동 처방 (Exercise Prescription)

종　　류: 다양한 여가 및 경쟁적 활동
강　　도: 최대산소섭취량의 50% 또는 증상으로 견딜 수 있는 한계까지[7]
지속시간: 20~30분
강　　도: 매주 3~5회

시작하기

중증의 천식을 지닌 환자는 천식 발작을 피하기 위해 운동 참여를 수정할 필요가 있다.[2] 수영은 따뜻하고 습윤한 공기 호흡의 이점으로 인해 천식 발작의 유발할 가능성이 가장 낮은 운동으로 간주된다.[8] 환자는 천식 발작의 발생을 피하기 위한 운동 강도 수준을 조절하기 위해 자각성 노력, 숨가쁨의 수준 및 다른 증상을 이용하는 법을 배워야 한다. 환자는 활동의 강도 또는 지속기간의 증가에 대한 반응으로 입을 통해 호흡하기 시작하는 것을 인지할 필요가 있다.[2] 차갑고 건조한 공기를 호흡하는 환경적 상황을 피할 필요가 있으며, 공기를 데우기 위해 스카프나 마스크를 사용할 필요가 있다. 중증의 증상을 지닌 환자는 운동 세션 시작 시 준비 운동을 길게 하며, 기관지확장제를 준비해 놓는다. 스포츠 활동에 참여하는 환자는 연습 및 실전에서 휴식 시간을 갖도록 권고한다. 환자는 건강을 유지하고 삶의 질을 높이기 위한 다양한 활동에 참여하기 위해, 교육과 약물을 통해 천식 증상을 조절하는 법을 배워야 한다.

참고문헌 (References)

1. Asthma and Allergy Foundation of America. http://www.aafa.org/display.cfm?id=4&sub=79&cont=432. Accessed November 24, 2009.
2. Welsh L, Kemp JG, Roberts R. Effects of physical conditioning on children and adolescents with asthma. Sports Med 35(2):127-141, 2005.
3. Ram FS, Robinson SM, Black PN, et al. Physical training for asthma. Cochrane Database Syst Rev 19(4):CD001116, 2005.
4. Lavorini F, Magnan A, Dubus JC, et al. Effect of incorrect use of dry powder inhalers on management of patients with asthma and COPD. Respir Med 102(4):593-604, 2008.
5. Callery P, Milnes L, Veduyn C, et al. Qualitative study of young people's and parents' beliefs about childhood asthma. Br J Gen Pract 53(488):185-190, 2003.
6. Williams B, Powell A, Hoskins G, et al. Exploring and explaining low participation in physical activity among children and young people with asthma: A review. BMC Fam Pract 9:40, 2008
7. Lucas SR, Platts-Mills T. Physical activity and exercise in asthma: Relevance to etiology and treatment. J Allergy Clin Immunol. 115(5):928-934, 2005.
8. Rosimini C. Benefits of swim training for children and adolescents with asthma. J Am Acad Nurse Pract 15(6):247-252, 2003.

골수이식 (Bone Marrow Transplant)

골수이식의 개요

골수, 말초혈액 또는 제대혈로부터 조혈모세포를 환자의 골수로 이식하는 것은 생명을 살리는 시술이다. 환자는 대개 질병의 진행을 막기 위해 골수를 파괴하는 화학요법 또는 방사선치료를 요하는 암을 지닌다. 골수는 건강한 줄기세포가 다시 자라서 성숙한 혈액세포로 분화할 수 있다. 조혈모세포는 동종이형의 기증자, 즉 대개 가까운 친척이나 자신의 (자가) 혈액으로부터 받는다. 이 시술을 받는 환자는 여러 합병증으로 인해 입원하여 다수의 의료진이 관여할 수 있다. 이 시술로 인해 환자는 엄청난 신체적, 감정적 및 정신사회적 스트레스를 받는다.[1] 환자는 질환의 치료 및 이식 과정으로 인한 기능 및 독립성의 심각한 저하로 인해 상태가 악화될 수 있다.[2] 조혈모세포 이식 후 운동 치료는 환자에게 여러 가지 이득이 될 수 있다.[1]

운동 프로그램의 가능한 효과

지구력 증진	근력 증진
피로 수준의 감소	삶의 질 향상
체성분의 개선	기분 상태의 개선

고려해야 할 동반질환

- 환자는 이식 후 출혈성 합병증 및 장기간의 면역 저하를 지닐 수 있다.

환자 검사

환자 검사의 핵심

- 혈액 검사, 특히 혈소판 수치 결과를 평가하여 환자가 활동에 얼마나 준비되었는지 결정한다. 환자에서 추가적인 심장 및 폐 기능 평가가 필요한지 확인한다.
- 적절한 수준의 운동 강도 및 지속을 유지하기 위해 환자의 활력징후와 피로 수준을 평가한다.
- 호흡곤란, 흉통, 불규칙적인 심박동 및 피로 증가와 같은 이식 거부의 조기 징후를 확인하며, 이들 모두는 운동 세션 중에 나타날 수 있다.
- 구강 궤양, 설사, 오심 및 피로와 같은 이식 후 통증 증후군으로 운동을 지속하기 어려울 수 있다.
- 통증 치료에 사용되는 opioid(마약성)는 운동 프로그램을 유지하려는 동기를 감소시킬 수 있다.[3]

건강 수준에 대해 권장되는 기초 테스트

- 유산소 건강은 보행 또는 사이클 에르고미터(cycle ergometry) 검사를 통해 평가할 수 있다.
- 근력은 상지 및 하지의 대근육군의 등척성 및 등장성 동작 및 악력으로 가장 잘 평가할 수 있다.[4]
- 환자가 장기간 입원한 경우에는 전반적인 이동성 및 근육의 유연성을 평가한다.
- 치료 과정 전반에 걸쳐 피로 수준과 신체적 기능 수준을 평가한다.[1]

운동 처방 (Exercise Prescription)

종　　류: 트레드밀 보행(treadmill walking), 사이클 에르고미터(cycle ergometry)
강　　도: 예상 최대심박동수의 60~70%로 시작
지속시간: 10~20분
강　　도: 매주 5회

시작하기

운동 프로그램은 대개 이식 전, 이식 후 및 가정 운동 프로그램의 단계로 나뉜다. 이식 전 및 이식 직후 단계에서는 유산소 활동을 강조하고 신체적 기능과 근력 수준을 유지한다.[1, 5, 6] 이식 후 및 가정 운동 프로그램은 유산소 운동을 저항성 훈련과 병행하여 환자의 신체적 기능과 삶의 질을 개선시키며 피로 수준을 감소시킨다.[1, 7] 이식 후 첫 100일 동안 환자는 대중과의 접촉을 피해야 하며, 병원 또는 가정 환경으로 국한되어야 한다. 이 시기에는 기회감염을 예방하기 위한 조치가 매우 중요하다. 이식 후 활동은 최대심박동수의 70~80%로 진행될 수 있으며 최대 30분까지 시행 가능하다.[1] 이 시기에 저항성 훈련 프로그램이 유산소 활동에 추가되며, 대개 중등도 강도의 하지 및 상지 동작을 8~20회 반복하는 세트로 구성되며, 10~15분으로 시작하여 매주 3회 30분까지 진행한다.[1, 7] 이 프로그램에는 풀리 웨이트 기계를 사용한 레그 및 체스트 프레스 운동과 프리 웨이트 활동이 흔히 포함된다. 환자는 이식으로부터 완전히 회복과 일차 질환의 재발을 막기 위한 운동 프로그램의 조정에 관해 지속적인 협진을 받는 것이 도움이 될 수 있다.

참고문헌 (References)

1. Wiskemann J, Huber G. Physical exercise as adjuvant therapy for patients undergoing hematopoietic stem cell transplantation. Bone Marrow Transplant 41(4):321-329, 2008.
2. Gillis TA, Donovan ES. Rehabilitation following bone marrow transplantation. Cancer 92(Suppl 4): 998-1007, 2001.
3. Bell LA, Epstein JB, Rose-Ped A, et al. Patient reports of complications of bone marrow transplantation. Support Care Cancer 8(1):33-39, 2000.
4. Jarden M, Baadsgaard MT, Hovgaard DJ, et al. A randomized trial on the effect of a multimodal intervention on physical capacity, functional performance and quality of life in adult patients undergoing allogeneic SCT. Bone Marrow Transplant 43(9):725-737, 2009.
5. Baumann FT, Kraut L, Schüle K, et al. A controlled randomized study examining the effects of exercise therapy on patients undergoing haematopoietic stem cell transplantation. Bone Marrow Transplant Jul 13, 2009.
6. Carlson LE, Smith D, Russell J, et al. Individualized exercise program for treatment of severe fatigue in patients after allogeneic hematopoietic stem-cell transplant: A pilot study. Bone Marrow Transplant 37(10):945-954, 2006.
7. Hayes SC, Davies PS, Parker TW, et al. Role of a mixed-type, moderate-intensity exercise programme after peripheral blood stem cell transplantation. Br J Sports Med 38(3):304-309, 2004.

암, 골 종양 (Cancer, Bone Tumors)

골 종양의 개요

골 종양은 기원하는 조직의 종류에 따라 골형성, 연골형성, 섬유형성, 혈관형성 또는 근형성으로 분류되고 명명된다. 일부 골 종양의 발생 빈도는 뼈 안에서의 위치, 환자의 나이 및 골격구조의 빠른 변화를 겪는 청소년에서 흔히 발생한다. 골 종양의 치료는 위치, 크기 및 단계에 따라 결정된다. 방사선치료와 화학요법은 다수의 양성 및 전이성 종양 치료에 성공적으로 사용되어 왔지만, 다른 종양은 수술적 제거 및 사지 보존술로 치료하는 것이 가장 좋다.

고려해야 할 동반질환

- 환자는 질환의 경과로 지속적인 피로가 유발되고 신체 활동에 대한 내성을 감소되거나 치료 프로그램으로 인해 쇠약한 상태가 될 수 있다.

환자 검사

환자 검사의 핵심

- 혈소판 수치, 혈색소 및 백혈구 수치에 대한 혈액 검사 결과 평가를 통해 환자의 생리적 상태와 신체 활동 참여에 대한 준비 정도를 결정한다.
- 일반적인 가이드라인으로, 화학요법을 받은 환자는 혈색소가 < 10g/dL 이고 혈소판 수치가 < 50,000/mm^3 인 경우에는 유산소 활동에 참여하지 말아야 하지만, 이는 병원에 따라 달라질 수 있다. 운동에 대한 비정상적인 반응에 대해 환자를 지속적으로 평가할 필요가 있다.

건강 수준에 대해 권장되는 기초 테스트

- 환자의 운동에 대한 내성을 평가하기 위해 보행 검사 또는 사이클 에르고미터를 사용한다.
- 환자가 운동 활동을 시작하기 전에 이동성 및 유연성을 평가해야 한다.[1] 수술을 받은 환자는 상처 치유 및 활동 복귀 가능성에 대해 평가받아야 한다.
- 절단을 한 환자는 의지 맞추기 또는 휠체어 맞추기에 대해 평가를 할 필요가 있다. Toronto Extremity Salvage Score 또는 Musculoskeletal Tumor Society Rating Scale은 통증 및 피로 수준 측정과 더불어 신체적 기능에 대한 기준을 제공하는 데 사용될 수 있다.[2-4]

운동 처방 (Exercise Prescription)

종 류: 보행, 사이클 에르고미터(cycle ergometry)
강 도: 저강도, 최대심박동수의 40~65%[5]
지속시간: 10~20분으로 시작, 짧은 간격으로
강 도: 매주 5회

시작하기

피로가 제한 요소가 될 수 있으므로 심박동 및 자각적 운동 강도에 따라 강도를 평가해야 한다. 저항성 운동을 할 때에는 저강도의 많은 반복을 통해 사지의 완전한 동작을 강조하며, 이는 관절운동범위 및 기능적 이동성의 회복에 중요하다.[5] 앉은 자세 및 선 자세에서의 균형 활동은 절단된 사지를 지닌 환자에서 보조기 또는 휠체어 맞추기에 중요하다. 환자로 하여금 기능 수준을 높이고 건강한 생활습관을 유지하기 위해 다양한 운동과 여가 활동을 선택하도록 권고한다.

참고문헌 (References)

1. Carty CP, Dickinson IC, Watts MC, et al. Impairment and disability following limb salvage procedures for bone sarcoma. Knee 16(5):405-408, 2009.
2. Davis AM, Wright JG, Williams JI, et al. Development of a measure of physical function for patients with bone and soft tissue sarcoma. Quality Life Res 5(5):508-516, 1996.
3. Revised Musculoskeletal Tumor Society Rating Scale. http://faoj.files.wordpress.com/2009/03/fosstab1.pdf. Accessed November 23, 2009.
4. Davis AM, Punniyamoorthy S, Griffin AM, et al. Symptoms and their relationship to disability following treatment for lower extremity tumours. Sarcoma 3(2):73-77, 1999.
5. Adamsen L, Quist M, Andersen C, et al. Effect of a multimodal high-intensity exercise intervention in cancer patients undergoing chemotherapy: Randomised controlled trial. BMJ 339:b3410, 2009.

암, 유방 (Cancer, Breast)

유방암의 개요

유방암은 여성에서 가장 흔한 악성종양으로, 샘암종이 가장 흔한 형태이다. 이들 암종은 유방의 관 조직과 겨드랑 림프절을 침범할 수 있으며 악성이 된다. 치료는 암종의 병기와 환자의 호르몬 민감도에 따라 달라진다. 치료에는 대개 수술, 방사선 및 화학요법과 호르몬 제제의 조합이 포함된다. 환자는 지속적인 피로를 유발하고 신체 활동에 대한 내성을 감소시키는 질병 경과 및 치료 프로그램으로 인해 쇠약해질 수 있다.[1, 2]

유방암 환자에서의 운동 프로그램의 이점

심폐건강의 향상	신체적 기능의 개선
삶의 질 개선	피로 감소
자존심 고양	화학요법 종료율의 증가

고려해야 할 동반질환

- 치료 도중의 겨드랑 림프절 손상 또는 제거는 상지 림프부종 발생의 위험을 높인다.[3]

환자 검사

환자 검사의 핵심

- 혈소판 수치, 혈색소 및 백혈구 수치에 대한 혈액 검사 결과 평가를 통해 환자의 생리적 상태와 신체 활동 참여에 대한 준비 정도를 결정한다.
- 화학요법을 받은 환자 중 혈색소가 < 10g/dL 이고, 혈소판 수치가 < 50,000/mm^3 인 경우에는 유산소 활동에 참여하지 못할 수 있다.
- 수술적 제거와 다른 시술을 받는 환자는 상처 치유의 지연과 섬유성 반흔 형성으로 인해 이동성이 제한될 수 있다.

건강 수준에 대해 권장되는 기초 테스트

- 보행 또는 사이클 에르고미터 검사를 사용하여 운동에 대한 내성을 평가하고 최대 VO_2를 예측한다.
- 운동 활동을 시작하기 전에 환자의 이동성과 유연성을 평가한다. 림프절의 수술적 제거를 시행한 환자는 상지의 이동성을 평가해야 한다; 부종 수준의 변화를 평가하기 위해 정량적 측정을 해야 한다.
- 상지 및 하지 근력은 핸드 웨이트, 저항성 튜브 또는 웨이트 리프팅 기구를 사용하여 평가할 수 있다.
- 삶의 질과 피로 수준의 측정은 유방암에 대한 Functional Assessment of Cancer Therapy를 통해 평가할 수 있다.[4, 5]

운동 처방 (Exercise Prescription)

종 류: 보행, 자전거타기(cycling), 수중운동(aquatic) 및 저항성 훈련[1, 2, 6-8]
강 도: 최대 VO_2의 60%로 시작[2, 6]
지속시간: 15~20분
강 도: 매주 3회

시작하기

운동 세션은 화학요법과 교대로 시행할 수 있다. 이러한 방법은 환자로 하여금 유방암의 보조요법에 대한 내성을 유지하면서 운동 프로그램에 적응하도록 한다. 요가는 지속적인 피로와 감정적인 안녕을 다루기 위해 사용되었다.[9] 유산소 활동의 진행은 최대 VO_2의 80%까지, 45분간, 주 5회로 권장된다.[1, 6] 저항성 훈련은 상지 및 하지의 근육군에 대해 1RM(repetition maximum)의 60~70%로 8~12회 반복, 2세트를 매주 3회 시행하는 것이 권장된다. 암 치료를 종료한 환자는 건강 수준을 유지하고 유방암의 재발 방지를 돕기 위해 유산소 운동 프로그램을 유지하도록 권장해야 한다.[10] 환자는 전반적인 건강 수준이 치료 전 수준으로 돌아가는 경우 이전의 여가 활동을 재개할 수 있다.

참고문헌 (References)

1. McNeely ML, Campbell KL, Rowe BH, et al. Effects of exercise on breast cancer patients and survivors: A systematic review and meta-analysis. CMAJ 175(1):34-41, 2006.
2. Courneya KS, Segal RJ, Mackey JR, et al. Effects of aerobic and resistance exercise in breast cancer patients receiving adjuvant chemotherapy: A multicenter randomized controlled trial. J Clin Oncol 25(28):4396-4404, October 1, 2007.
3. Meeske KA, Sullivan-Halley J, Smith AW, et al. Risk factors for arm lymphedema following breast cancer diagnosis in black women and white women. Breast Cancer Res Treat 113(2):383-391, 2009.
4. Functional assessment of cancer therapy. http://www.facit.org/about/welcome.aspx. Accessed February 5, 2010.
5. Bicego D, Brown K, Ruddick M, et al. Effects of exercise on quality of life in women living with breast cancer: A systematic review. Breast J 15(1):45-51, 2009.
6. Matthews CE, Wilcox S, Hanby CL, et al. Evaluation of a 12-week home-based walking intervention for breast cancer survivors. Support Care Cancer 15(2):203-211, 2007.
7. Portela ALM. Feasibility of an exercise progam for Puerto Rican women who are breast cancer survivors. Rehab Oncol 26(2):20-31, 2008.
8. Schmitz KH, Ahmed RL, Troxel A, et al. Weight lifting in women with breast–cancer-related lymphedema. NEJM 361(7):664-673, 2009.
9. Galantino ML. Potential benefits of walking and yoga on perceived levels of cognitive decline and persistent fatigue in women with breast cancer. Rehab Oncol 25(3):3-16, 2007.
10. Dorn J. Lifetime physical activity and breast cancer risk in pre- and postmenopausal women. Med Sci Sports Exerc 35(2):278-285, 2003.

암, 대장 (Cancer, Colorectal)

대장암의 개요

대장암의 가장 흔한 형태는 샘암종과 일차성 림프종이다. 샘암종은 잘록창자의 점막에서 시작하여 장벽으로 퍼진다. 질환의 진행은 주위 림프절에 영향을 미쳐 종양의 전이로 이어진다. 종양의 수술적 제거와 보조적 화학요법이 가장 흔한 치료이다. 환자의 생존율은 질병이 림프절까지 진행된 경우 감소한다. 신체적 활동저하는 대장암의 중요한 위험인자이다.[1,2] 이 질환이 발생한 환자는 이미 앉아 있는 생활습관으로 인해 지구력이 감소하였을 수 있다.

고려해야 할 동반질환

- 심혈관계질환, 고혈압, 만성폐쇄성폐질환 및 당뇨가 가장 흔히 동반되는 질환이다.[2]
- 대장암에서 회복되는 환자는 통증, 면역기능 감소 및 우울증이 동반될 수 있으며, 이들은 신체적 활동 수준에 영향을 줄 수 있다.[2]

환자 검사

환자 검사의 핵심

- 이 질환을 지닌 환자는 종양에 대한 내시경 검사와 암배아성 항원에 대한 혈액 검사를 받을 것이다.
- 환자의 피로 수준을 평가하고, 화학요법과 연관된 다른 부작용이 있는지 평가한다.
- 환자는 운동 활동을 포함하는 생활습관 변화에 저항할 수 있으므로 규칙적인 운동 프로그램의 이점에 대해 논의한다.[3]

건강 수준에 대해 권장되는 기초 테스트

- 보행 또는 사이클 에르고미터 검사를 사용하여 지구력 수준 및 내성 활동에 대해 평가한다.
- 종양 제거로 인한 수술 후 통증 및 이동성 제한에 대해 평가한다.
- 행동 변화 설문지를 사용하여 환자의 운동 활동 참여에 대한 준비 정도를 파악한다.[4]

운동 처방 (Exercise Prescription)

종　　류: 보행, 자전거타기(biking), 여가 활동
강　　도: 예측 최대심박동수의 65~75%[5]
지속시간: 20~30분
강　　도: 매주 5~6회

시작하기

중등도 강도의 신체 활동은 대장암 재발에 대한 위험과 전반적인 사망률을 유의하게 감소시키는 것으로 나타났다.[6, 7] 운동 지표 및 칼로리 섭취의 감소는 체중 감소를 유발하며, 삶의 질과 생존율을 크게 향상시킬 수 있다.[2] 삶의 질을 개선하고 대장암의 재발을 막기 위해 규칙적인 운동 프로그램을 유지하도록 환자에게 권고해야 한다.[6, 7]

참고문헌 (References)

1. Slattery ML, Edwards S, Curtin K, et al. Physical activity and colorectal cancer. Am J Epidemiol 158(3):214-224, 2003.
2. Harriss DJ, Cable T, George K, et al. Physical activity before and after diagnosis of colorectal cancer. Sports Med 37(11):947-960, 2007.
3. Courneya KS, Friedenreich CM, Quinney HA, et al. A longitudinal study of exercise barriers in colorectal cancer survivors participating in a randomized controlled trial. Ann Behav Med 29(2):147-153, April 2005.
4. Marcus BH, Simkin, LR. The transtheoretical model: Applications to exercise behavior. Med Sci 1994. Sports Exerc 26:1400–1404.
5. Courneya KS, Friedenreich CM, Quinney HA, et al. A randomized trial of exercise and quality of life in colorectal cancer survivors. Eur J Cancer Care (Engl) 12(4):347-357, December 2003.
6. Meyerhardt JA, Heseltine D, Niedzweicki D, et al. Impact of physical activity on cancer recurrence and survival in patients with stage III colon cancer. J Clin Oncol 24(22):3535-3541, 2006.
7. Meyerhardt JA, Giovannucci EL, Holmes MD, et al. Physical activity and survival after colorectal cancer diagnosis. J Clin Oncol 22:3527-3534, 2006.

암, 호지킨림프종 (Cancer, Hodgkin Lymphoma)

호지킨림프종의 개요

이는 림프절에서 관찰되는 Reed-Sternberg 세포로부터 유래되는 악성 림프종이다. 흔히 전이되는 부위는 지라, 간 및 골수이다. 환자는 방사선 및 화학요법의 병용 치료를 받는다. 이러한 종류의 림프종은 완치율이 높지만, 이차성 암, 장기적인 심장질환의 합병증 및 지속적인 피로가 발생할 수 있다.[1, 2] 이 질환의 장기적 생존자에서는 심근에 대한 방사선치료와 화학요법의 심장독성 효과로 인해 지구력이 제한될 수 있다.

고려해야 할 동반질환

- 활동 저하 및 쇠약의 효과로 환자의 지구력이 제한된다.
- 흡연, 고콜레스테롤혈증 및 비만의 병력을 지닌 환자는 심질환의 위험이 증가한다.

환자 검사

환자 검사의 핵심

- 백혈구 및 적혈구 수치, 혈색소와 적혈구용적률을 평가하여, 급성기 동안 활동을 제한할 필요가 있는지 결정한다.
- 환자는 심전도, 심초음파, 스트레스 검사 및 폐활량 측정법을 포함한 심장 및 폐기능에 대한 검사를 시행할 수 있다.

건강 수준에 대해 권장되는 기초 테스트

- 강도를 증가시킬 때에는 조금씩 늘려가면서 보행 또는 사이클 에르고미터 검사를 통해 유산소 건강을 평가한다.[3]
- 근력 및 이동성 검사를 통해 환자의 운동 활동 참여를 제한할 필요가 있는지 결정한다.[4, 5]
- 피로 중증도 점수를 사용하여 피로 수준을 평가한다.[6]

운동 처방 (Exercise Prescription)

종 류: 병원내 환경에서의 트레드밀(treadmill) 보행 또는 사이클 에르고미터(cycle ergometry)
강 도: 최대 유산소 능력의 60%로 시작[3,4]
지속시간: 15~20분
강 도: 매주 3회

시작하기

보행 프로그램에 참여하는 환자는 15~20분간 낮거나 중등도의 자각 노력 수준을 사용할 수 있으며 지속기간은 서서히 늘린다. 운동 변수는 2~3개월에 걸쳐 45분간 최대 유산소 능력의 75%까지 증가시킬 수 있다.[3,4] 환자는 매주 4~5회의 규칙적 운동 세션에 참여하며, 매주 150분간의 운동을 목표로 상담해야 한다.[1] 호지킨림프종의 장기 생존자는 심장 및 폐질환, 갑상샘 기능 이상을 지닐 수 있으며, 이로 인해 신체 기능 향상 가능성이 제한될 수 있다. 프로그램에 대한 지속과 흥미를 유지할 수 있도록 다른 여러 종류의 활동을 사용하여 규칙적인 운동 프로그램을 유지하도록 상담해야 한다.

참고문헌 (References)

1. Aleman B, van Leeuwen F. Are we improving the long-term burden of Hodgkin's lymphoma patients with modern treatment? Hematol/Oncol Clin North Am 21(5):961-997, 2007.
2. Hjermstad MJ, Fosså SD, Oldervoll L, et al. Fatigue in long-term Hodgkin's disease survivors: A follow-up study. J Clin Oncol 23(27):6587-6595, 2005.
3. Fatigue Severity Score. http://www.mult-sclerosis.org/fatigueseverityscale.html. Accessed November 24, 2009.
4. Page E, Assouline D, Durand C, et al. Stage-related changes in functional capacity in Hodgkin's disease: Assessment by cardiopulmonary exercise testing before initiation of treatment. Ann Hematol 85(12): 857-861, 2006.
5. Courneya KS, Seller CM, Stevinson C, et al. Moderator effects in a randomized controlled trial of exercise training in lymphoma patients. Cancer Epidemiol Biomarkers Preview 18(10):2600-2607, 2009.
6. Courneya KS, Sellar CM, Stevinson C, et al. Randomized controlled trial of the effects of aerobic exercise on physical functioning and quality of life in lymphoma patients. J Clin Oncol 27(27):4605, 2009.
7. Vallance JK, Courneya KS, Jones LW, et al. Exercise preferences among a population-based sample of non-Hodgkin's lymphoma survivors. Eur J Cancer Care (Engl) 15(1):34-43, 2006.

암, 급성림프모구백혈병 (Cancer, Leukemia-Acute Lymphoblastic)

급성림프모구백혈병의 개요

이 질환은 골수와 혈액 세포의 악성질환이다. 이는 골수와 림프기관에서 미성숙한 모세포를 만들어서 정상 혈액 세포의 발달을 제한한다. 환자는 출혈, 뼈 통증, 피로 및 신경학적 문제를 포함한 다양한 증상을 보일 수 있다. 이 질환은 이전에 환경적 위험과 감염에 노출된 노인에서 주로 발견된다. 치료는 대개 화학요법에 이은 골수이식으로, 격리된 환경에서의 장기적인 입원을 요한다.[1] 골수이식을 받는 환자는 감염을 막기 위해 병원에 머물러야 한다.

급성백혈병 발병에 대한 환경적 위험인자

화학 벤젠에 대한 노출

사람백혈구바이러스 감염

과도한 방사선 노출

알킬화약물을 사용한 장기적 화학요법

고려해야 할 동반질환

- 두통, 안면신경마비, 침침한 시야 및 청각 이상과 같은 신경학적 문제가 대뇌 출혈 또는 백혈병 세포의 뇌 침범으로 인해 발생할 수 있다.
- 환자는 빈혈, 체질량 감소, 암과 연관된 피로 및 우울증으로 인해 지구력이 감소할 수 있다.

환자 검사

환자 검사의 핵심

- 운동에 대한 준비성은 혈액 수치, 혈소판, 염증 지표 및 혈색소 수치 검사 결과를 평가하여 결정할 수 있다. 낮은 혈소판 수치 (< 50,000/mm^3) 또는 낮은 혈색소 수치는 환자가 운동 프로그램에 참가하지 못하게 할 수 있다.[2]
- 백혈병세포가 관절 윤활막으로 침투하여 발생하는 관절통에 대해 환자를 검사한다.

건강 수준에 대해 권장되는 기초 테스트

- 사이클 에르고미터 또는 트레드밀 보행 검사를 사용하여 운동 강도를 서서히 높이면서 환자의 심폐지구력을 평가한다.[1, 3]
- 환자의 근력 및 지구력은 표준 검사 또는 쪼그려뛰기, 스테핑 또는 반복적인 저항 동작 등의 기능적 활동을 통해 검사할 수 있다.[1]

운동 처방 (Exercise Prescription)

종　　류: 보행, 자전거타기(cycling), 웨이트 트레이닝
강　　도: 중등도 강도의 운동으로 시작하여 휴식시간을 가짐
지속시간: 15~30분
강　　도: 격일 또는 화학요법과 맞춰 조정

시작하기

병원에 머물러야 하는 환자를 위해 트레드밀이나 이동식 사이클 에르고미터, 손의 무게, 탄력 밴드를 사용한 저항성 운동 및 다른 이동식 운동 기구를 사용한다. 운동 프로그램은 매일 간헐적인 보행 프로그램을 포함하며, 최대심박동의 70%로 3분간 시작하며, 절반 강도로 3분 더 시행하는 식으로 총 30분간 시행한다.[3, 4] 또 다른 프로그램에서는 사이클 에르고미터를 사용하여 심박동수의 40~50%로 15분까지 시행하고, 이후 손의 무게나 운동 볼을 사용한 저항성 운동 및 체간 근력강화 운동을 5~15분 시행한다.[1] 이 프로그램은 아침과 오후 세션에 시행하며 이후 36시간 동안 휴식한다. 운동은 modified Borg scale CR10에서 6 미만의 환자 자각 노력 수준으로 감시한다. 외래에서의 화학요법을 받는 환자를 위해 가정에서의 보행 및 웨이트 트레이닝 프로그램을 개발한다. 피로 수준은 치료와 운동 세션 사이의 휴식 기간을 길게 요구할 수 있다는 점을 치료받는 환자에게 상기시킨다. 화학요법을 받는 환자는 기분 고양 및 이상행복감으로 인해 과도한 활동 및 과잉노력으로 이어질 수 있다.

화학요법 및 골수이식을 종료한 환자에게는 질환의 효과를 감소시키기 위한 규칙적인 운동 프로그램을 유지하도록 권고해야 한다. 치료중의 운동 프로그램은 암과 연관된 피로의 효과를 줄이고 삶의 질을 유지하는 것으로 나타났다.[1]

참고문헌 (References)

1. Battaglini CL, Hackney AC, Garcia R, et al. The effects of an exercise program in leukemia patients. Integrated Cancer Ther 8(2):130-138, 2009.
2. Elter T, Stipanov M, Heuser E, et al. Is physical exercise possible in patients with critical cytopenia undergoing intensive chemotherapy for acute leukaemia or aggressive lymphoma? Int J Hematol 90(2):199-204, 2009.
3. Dimeo F, Schwartz S, Fietz T, et al. Effects of endurance training on the physical performance of patients with hematological malignancies during chemotherapy. Support Care Cancer 11:623-628, 2003.
4. Chang PH, Lai YH, Shun SC, et al. Effects of a walking intervention on fatigue-related experiences of hospitalized acute myelogenous leukemia patients undergoing chemotherapy: A randomized controlled trial. J Pain Symptom Manage 35(5):524-534, 2008.

암, 폐 (Cancer, Lung)

폐암의 개요

이 질환은 다른 여러 종류의 종양을 포함하며, 비소세포 폐암이 가장 흔한 형태이다. 흡연과 환경적 노출이 주요 위험인자이기 때문에, 폐암은 미국에서 예방 가능한 사망의 가장 흔한 원인이다. 폐내의 림프 및 혈관 공급이 풍부하기 때문에, 이들 종양은 전이 위험이 높다. 치료는 대개 방사선 또는 화학요법 후에 종양의 수술적 제거를 시행한다. 환자는 지속적인 피로를 유발하고 신체적 활동에 대한 내성을 감소시키는 질병 경과 및 치료 프로그램으로 인해 쇠약해질 수 있다.

고려해야 할 동반질환

- 몸통과 상지의 근골격 구조를 침범할 수 있는 폐암의 합병증 비율이 높다.
- 흡연 또는 환경적 노출의 병력이 있는 환자는 기저에 폐기종이 있을 수 있다.

환자 검사

환자 검사의 핵심

- 혈소판, 혈색소 및 백혈구 수치를 평가하여 환자의 생리적 상태와 신체적 활동에 대한 준비 여부를 결정한다.
- 폐기능 평가는 환자의 운동 검사 수행 가능 상태 여부와 유산소 능력을 향상시킬 수 있는지를 결정하는 데 도움이 된다.
- 수술적 제거를 시행한 환자의 전반적 이동성을 평가한다; 상처 치유의 지연과 섬유성 반흔 형성은 동작을 제한할 수 있다.

건강 수준에 대해 권장되는 기초 테스트

- 사이클 에르고미터를 사용하여 최대 VO_2와 최대 심박동수를 측정한다.[1] 6분 보행 검사를 통해, 폐암에 대해 화학요법을 시행한 환자에서의 운동 내성을 평가할 수 있다.[2]
- 호흡 재활이 필요한지를 결정하기 위해 호흡 양상 및 가슴우리 팽창을 검사한다.[3]
- 삶의 질과 피로 수준은 폐암에 대한 Functional Assessment of Cancer Therapy를 통해 평가할 수 있다.[4]

운동 처방 (Exercise Prescription)

종 류: 보행, 정적 자전거타기(stationary cycling)
강 도: 최대심박동수의 60%로 시작[1, 5, 6]
지속시간: 20~30분
강 도: 매주 4일, 각 세션(sessions) 사이에 휴식일

시작하기

피로가 운동 활동에 대한 제한 요소로 작용할 수 있기 때문에, 화학요법을 시행하는 날과 교대로 운동을 시행한다. 4주에 걸쳐 프로그램을 진행하여 최대 VO_2 또는 심박동수의 70%까지, 20~30분간 주 4회로 시행한다. 피로가 매일의 운동 강도에 영향을 줄 수 있으므로, 운동의 강도는 심박동수의 측정과 자각 노력 수준으로 평가하는 것이 가장 좋다. 저강도의 웨이트 트레이닝 프로그램을 기존의 유산소 건강 프로그램에 추가할 수 있다. 화학요법을 시행하는 환자는 운동 프로그램에 대한 지속성을 유지하기 위해 피로 수준과 다른 부작용을 관리할 필요가 있다.[7] 이 질환의 치료는 폐의 실질 조직의 제거 또는 파괴를 동반하지만, 이로 인해 환자의 운동 능력이 반드시 제한되지는 않는다.[1] 폐암 치료로부터 회복된 환자에서, 심폐건강 및 삶의 질을 향상시키고, 피로 수준을 최소화하기 위해 규칙적인 운동 프로그램과 여가 활동을 유지하도록 권고한다.

참고문헌 (References)

1. Jones LW, Eves ND, Peterson BL, et al. Safety and feasibility of aerobic training on cardiopulmonary function and quality of life in postsurgical non-small cell lung cancer patients: A pilot study. Cancer 113(12):3430-3439, 2008.
2. Kasymjanova G, Correa JA, Kreisman H, et al. Prognostic value of the six-minute walk in advanced non-small cell lung cancer. J Thorac Oncol 4(5):602-607, 2009.
3. Nazarian J. Cardiopulmonary rehabilitation after treatment for lung cancer. Curr Treatment Options Oncol 5(1):75-82, 2004.
4. Functional Assessment of Cancer Therapy. http://www.facit.org/about/welcome.aspx. Accessed November 21, 2009.
5. Spruit MA, Janssen PP, Willemsen SC, et al. Exercise capacity before and after an 8-week multidisciplinary inpatient rehabilitation program in lung cancer patients: A pilot study. Lung Cancer 52(2):257-260, 2006.
6. Cesario A, Ferri L, Galetta D, et al. Postoperative respiratory rehabilitation after lung resection for non-small cell lung cancer. Lung Cancer. 57(2):175-180, 2007.
7. Ternel JS, Greer JA, Goldberg S, et al. A structured exercise program for patients with advanced non-small cell lung cancer. J Thorac Oncol 4(5):595-601, 2009.

암, 비호지킨림프종 (Cancer, Non-Hodgkin Lymphoma)

비호지킨림프종의 개요

비호지킨림프종은 림프구의 비정상적인 발달로 시작되어 림프계내의 고형종양을 유발하는 질환군이다. 종양은 대개 림프절에서 발생하며 악성 세포는 림프계를 통해 가슴샘, 지라 및 위장관으로 이동한다. 환자는 대개 무통성의 커진 림프절, 원인불명의 발열 및 체중 소실로 내원한다. 림프종은 공격적일 수도 있고, 서서히 자랄 수도 있다. 치료는 질환의 병기에 따라 방사선과 화학요법을 시행하고, 이후 골수 이식을 통해 림프계 종양의 크기 및 활동을 줄인다. 림프종에 대한 치료를 시행하는 환자는 대개 질병 과정과 치료 프로그램의 부작용으로 인해 심한 피로를 호소한다.[1]

고려해야 할 동반질환

- 공격적인 형태의 림프종에 대한 화학요법을 시행한 환자에서는 심장 기능 장애가 발생할 수 있다.[2]

환자 검사

환자 검사의 핵심

- 백혈구 수치 및 혈색소, 적혈구용적률 수치의 평가에 근거하여 신체 활동이 제한될 필요가 있는지 결정한다. 림프종에 대한 치료를 시행하는 환자는 백혈구 수치 < 5,000/mm^3, 혈색소 < 8g/dL, 백혈구 수치 < 20,000/mm^{3}인 경우에는 운동 활동을 제한할 수 있다.
- 화학요법을 받는 환자는 운동 검사 중에 심장 기능에 대한 지속적인 모니터링을 해야 한다.

건강 수준에 대해 권장되는 기초 테스트

- 환자의 환경 및 활동에 대한 내성에 따라 6분 또는 10미터 보행 검사를 사용하여 지구력을 평가할 수 있다.
- 환자의 근력과 이동성을 평가하여 활동 제한의 여부와 특정 운동이 제한될 필요가 있는지를 결정한다.
- Fatigue Severity Score를 사용하여 피로 수준을 평가한다.[3]

운동 처방 (Exercise Prescription)

종 류: 보행, 서기 운동[4]
강 도: 저강도로 시작
지속시간: 내성에 따라 10~30분
강 도: 매주 3회

시작하기

환자는 피로 수준이 지속적이더라도, 치료 중에 어느 정도의 서기 및 보행 활동을 유지하도록 권장해야 한다. 치료 후에는 심혈관계 건강과 삶의 질을 향상시키기 위한 지구력 활동에 참여하도록 권장해야 한다.[5-7] 대부분의 환자는 보행 프로그램을 선호하여, 자각 노력 수준을 사용하여 지속기간을 서서히 증가시키면서 강도를 평가할 수 있다.[6] 환자는 매주 4~5세션의 규칙적인 운동에 참여하며, 매주 150분의 중등도에서 격렬한 수준의 운동으로까지의 진행을 목표로 상담해야 한다. 치료를 종료한 환자는 건강 관련 삶의 질 개선을 위해 신체 활동 수준을 증가시키도록 권고해야 한다.[4]

참고문헌 (References)

1. Wang XS, Giralt SA, Mendoza TR, et al. Clinical factors associated with cancer-related fatigue in patients being treated for leukemia and non-Hodgkin's lymphoma. J Clin Oncol 20(5):1319-1328, 2002.
2. Elbl L, Vasova I, Tomaskova I, et al. Cardiac function and cardiopulmonary performance in patients after treatment for non-Hodgkin's lymphoma. Neoplasma 53(2):174-181, 2006.
3. Fatigue Severity Score. http://www.mult-sclerosis.org/fatigueseverityscale.html. Accessed November 24, 2009.
4. Bellizzi KM, Rowland JH, Arora NK, et al. Physical activity and quality of life in adult survivors of non-Hodgkin's lymphoma. J Clin Oncol 27(6):960-966, 2009.
5. Oldervoll LM, Loge JH, Kaasa S, et al. Physical activity in Hodgkin's lymphoma survivors with and without chronic fatigue compared with the general population: A cross-sectional study. BMC Cancer 7:210, 2007.
6. Vallance JK, Courneya KS, Jones LW, et al. Exercise preferences among a population-based sample of non-Hodgkin's lymphoma survivors. Eur J Cancer Care (Engl) 15(1):34-43, 2006.
7. Vallance JK, Courneya KS, Jones LW, et al. Differences in quality of life between non-Hodgkin's lymphoma survivors meeting and not meeting public health exercise guidelines. Psycho-oncology 14(11):979-991, 2005.

암, 난소 (Cancer, Ovarian)

난소암의 개요

이는 여성에서 두 번째로 흔한 암으로, 대개 상피성종양으로부터 발생한다. 대부분의 난소암은 모호하고 비특이적인 증상만을 유발하기 때문에, 진행된 상태가 되거나 전이될 때까지 발견되지 않는다. 치료는 대개 완전자궁절제술과 림프절절제 시행 후 화학요법을 하게 된다. 권장 수준의 신체 활동에 참여하는 환자는 난소암의 치료로 인한 합병증을 덜 경험한다.[1] 환자는 지속적인 피로를 유발하고 신체 활동에 대한 내성을 감소시키는 질병 경과 및 치료 프로그램으로 인해 쇠약해질 수 있다. 난소암으로 진단된 다수의 환자는 고령이고, 식이성 지방 섭취가 많으며, 앉아서 생활하는 삶을 영위한다.[2]

고려해야 할 동반질환

- 환자는 요실금과 현저한 체중 소실을 경험할 수 있으며 소뇌 퇴행이 발생하여 실조, 안구진탕 및 구음장애를 유발할 수 있다.

환자 검사

환자 검사의 핵심

- 혈소판, 혈색소 및 백혈구 수치를 평가하여 환자의 생리적 상태와 신체적 활동에 대한 준비 여부를 결정한다. 화학요법을 시행하는 환자는 혈색소 수치가 < 10g/mL이고 혈소판 수치가 < 50,000/ mm³인 경우에는 유산소 활동에 참여하지 않도록 조언해야 한다. 혈소판 수치가 20,000에서 30,000/mm³ 사이인 경우에는 가벼운 운동이 허락된다.
- 수술적 제거와 다른 시술을 시행한 환자는 상처 치유의 지연과 섬유성 반흔 형성으로 인한 이동성 저하를 지닐 수 있으므로 전반적인 이동성을 검사한다.
- 규칙적인 운동 활동에의 참여를 방해하는 부분에 관해 환자와 의논한다.

운동 활동 참여의 흔한 장애물

시간의 부족	에너지 부족
동기 부족	관절염 또는 관절 문제
동반질환	장비 또는 시설 부족

건강 수준에 대해 권장되는 기초 테스트

- 운동에 대한 환자의 내성을 평가하기 위해 보행 검사 또는 사이클 에르고미터 검사를 사용한다.
- 운동 활동을 시작하기 전에 이동성 및 유연성에 대한 검사를 시행한다.
- 삶의 질과 피로 수준에 대해서는 난소암에 대한 Functional Assessment of Cancer Therapy를 통해 평가할 수 있다.[3]

운동 처방 (Exercise Prescription)

종 류: 보행, 자전거타기(cycling), 수영[4]
강 도: 예측 VO_2 최대치의 60%로 시작
지속시간: 15~20분
강 도: 매주 3회

시작하기

복부 및 골반저근 강화 운동을 개발하여 수술 전에 시작하고 수술 후까지 유지한다. 운동 세션은 화학요법 치료와 교대로 시행할 수 있다.[5] 저항성 훈련을 유산소 활동과 병행하여 근력을 향상시키고 삶의 질을 개선할 수 있다. 유산소 활동을 중등도 강도까지 진행하여, 30~45분간 매주 3~5회 시행한다.[1,6] 저항성 훈련은 상지 및 하지의 근육군에 대해 1RM(repetition maximum)의 60~70%로 시행하는 것이 권장된다; 8~12회 반복의 2세트를 매주 2~3회 시행한다.[6] 비만은 난소암의 주요 위험인자이므로, 지방 섭취에 대한 식이 조절과 더불어 규칙적인 운동 프로그램을 유지해야 한다.[7]

참고문헌 (References)

1. Stevinson C, Steed H, Faught W, et al. Physical activity in ovarian cancer survivors: Associations with fatigue, sleep, and psychosocial functioning. Int J Gynecol Cancer 19(1):73-78, 2009.
2. Stevinson C, Tonkin K, Capstick V, et al. A population-based study of the determinants of physical activity in ovarian cancer survivors. J Phys Activity Health 6(3):339-346, 2009.
3. Functional Assessment of Cancer Therapy. http://www.facit.org/about/welcome.aspx. Accessed November 23, 2009.
4. Stevinson C, Capstick V, Schepansky A, et al. Physical activity preferences of ovarian cancer survivors. Psycho-oncology 18(4):422-428, 2009.
5. Watkins T, Maxeiner A. Musculoskeletal effects of ovarian cancer and treatment: A physical therapy perspective. Rehab Oncol 21(2):12, 2003.
6. Stevinson C, Faught W, Steed H, et al. Associations between physical activity and quality of life in ovarian cancer survivors. Gynecol Oncol 106(1):244-250, 2007.
7. Courneya KS, Karvinen KH, Campbell KL, et al. Associations among exercise, body weight, and quality of life in a population-based sample of endometrial cancer survivors. Gynecol Oncol 97(2):422-430, 2005.

암, 전립샘 (Cancer, Prostate)

전립샘암의 개요

전립샘암은 대개 샘암종으로 전립샘의 바깥쪽을 먼저 침범하고, 진행된 단계에서는 안쪽으로 퍼져서 전이된다. 위험인자로는 50세 이상의 나이, 흑인종 및 전립샘암의 가족력이 있다. 전립샘암에 대한 통상적인 치료로는 근치전립샘절제술과 방사선치료를 포함한다. 질병의 진행 단계에서의 환자는 테스토스테론 생성을 억제하기 위해 안드로겐 박탈 치료도 받을 수 있다. 전립샘암 환자는 테스토스테론의 생성을 억제하여 신체적 기능 및 피로를 감소시키는 치료를 받을 수 있다.[1-3] 질병의 조기 단계에 있는 노인은 치료가 필요하지 않을 수 있다.[3] 진행된 상태의 암을 지닌 환자나 수술적 시술을 시행한 환자는 서기 및 보행 활동 시 등과 골반의 통증을 경험할 수 있으며 이로 인해 일상생활 활동 수준이 제한될 수 있다.

고려해야 할 동반질환

- 신체 활동 시 요실금을 경험하는 환자는 이러한 문제를 피하기 위해 활동을 스스로 제한하기도 한다.
- 피로, 체중 소실 및 신체 활동 시 호흡곤란 증상은 종양의 전이 증상과 관련될 수도 있다.

환자 검사

환자 검사의 핵심

- 최근에 전립샘 항원 검사 및 전립샘산인산분해효소 농도에 대한 검사를 시행하였는지 환자에게 묻는다.
- 환자가 운동 활동에 참여하기 위한 준비를 제한하는 우울 증상을 가지고 있는지 평가한다.[1,2] 60대 및 70대 환자에서는 심폐기능에 대한 선별검사를 한다.

건강 수준에 대해 권장되는 기초 테스트

- 6분 보행 검사를 시행하여 유산소 능력 및 운동 내성을 평가한다.
- 상기 및 하지의 근력 수준을 측정하여 저항성 운동의 기준을 결정한다.
- Brief Fatigue Inventory 또는 Functional Assessment of Cancer Therapy for Fatigue를 사용하여 피로를 측정한다.[4,5]

운동 처방 (Exercise Prescription)

종　　류: 보행, 사이클 에르고미터(cycle ergometry), 수중 운동[6, 7]
강　　도: 최대 심박동수의 60~70%로 시작
지속시간: 20~30분
강　　도: 매주 3~4회

시작하기

요실금을 경험하는 환자는 바깥 및 속조임근의 조절을 개선시키기 위한 골반저근 운동이 도움이 될 수 있다.[8] 전립샘암을 지닌 환자는 이 질환으로 직접적으로 운동을 제한할 필요는 없다. 상지 및 하지에 대한 운동 서킷을 사용한 저항성 훈련은 이들 환자에서 도움이 된다. 보행 거리는 45~60분 동안 12주 기간에 걸쳐 점차 진행할 수 있다.[7, 9] 상지 및 하지에 대한 저항성 운동은 1RM(repetition maximum)의 60~70%로, 8~12회 반복의 2세트를 시행한다.[6] 환자는 전반적인 건강 수준이 치료 전 수준으로 회복된다면 이전의 여가활동을 재개할 수 있다.

참고문헌 (References)

1. Thorsen L, Courneya KS, Stevension C. et al. A systematic review of physical activity in prosate cancer survivors: Outcomes, prevalence, and determinants. Support Care Cancer 16:987-997, 2008.
2. Monga U, Garber SL, Thornby J, et al. Exercise prevents fatigue and improves quality of life in prostate cancer patients undergoing radiotherapy. Arch Phys Med Rehabil 88:1416-1422, 2007.
3. Clay CA, Perera S, Wagner JM, et al. Physical function in men with prostate cancer on androgen deprivation therapy. Phys Ther 87(10):1325-1333, 2007.
4. Mendoza TR, Wang XS, Cleeland CS, et al. The rapid assessment of fatigue severity in cancer patients: Use of the Brief Fatigue Inventory. Cancer 85:1186-1196, 1999.
5. Webster K, Cella D, Yost K. The functional assessment of chronic illness therapy measurement system: Properties, applications, and interpretation. Health Qual Life Outcomes 79:1, 2003.
6. Segal RJ, Reid RD, Courneya KS, et al. Randomized controlled trial of resistance or aerobic exercise in men receiving radiation therapy for prostate cancer. J Clin Oncol 27:344-351, 2009.
7. Windsor PM, Nicol KF, Potter J. A randomized, controlled trial of aerobic exercise for treatment-related fatigue in men receiving radical external beam radiotherapy for localized prostate carcinoma. Cancer 101:550-557, 2004.
8. MacDonald R, Fink HA, Huckaby C, et al. Pelvic floor muscle training to improve urinary incontinence after radical prostatectomy: A systematic review of effectiveness. BJU Int 100:76-81, 2007.
9. Segal RJ, Reid RD, Courneya KS, et al. Resistance exercise in men receiving androgen deprivation therapy for prostate cancer. J Clin Oncol 21:1653-1659, 2003.

만성피로증후군 (Chronic Fatigue Syndrome)

만성피로증후군 개요

이 질환은 원인불명의 지속적인 피로로, 운동으로 인한 것이 아니며, 6개월 이상 지속된다. 환자는 대개 기억력 또는 집중력 저하 및 미만성 통증과 함께 원인불명의 피로를 나타낸다. 이 질환은 여러 생물학적, 행동적 및 심리적 요인으로 인해 유발될 수 있다. 만성 염증의 존재로 인해 면역 및 신경내분비 기능, 그리고 자율신경계 조절의 변화가 유발된다는 것이 주된 가설이다.[1]

6개월 미만으로 지속되는 원인불명의 피로는 지속적 피로라 불린다. 이 질환을 지닌 환자는 운동 활동에 대한 비정상적인 반응을 경험하며, 휴식 또는 수면으로 호전되지 않는 피로가 유발된다. 이들 비정상적인 내분비 및 면역 반응은 지구력 및 심폐기능에서의 심각한 저하로 이어지는 피로를 유발한다. 잘 지지되지 않는 앉는 자세에서의 지속적인 활동저하는 몸통 자세의 변화와 비정상적인 호흡 양상을 초래할 수 있다. 환자는 피로 증후군을 피하기 위해 활동 수준을 제한하게 되며 운동에 참여하지 않으려 하는 회피 행동이 나타난다.[2]

고려해야 할 동반질환

- 이 질환을 지닌 환자는 다양한 신체적 증상을 지닐 수 있다.[1]

만성피로증후군에서 발생할 수 있는 동반 증상

인후통	기억력 소실
림프절 압통	근육통
관절통	두통
개운하지 않은 수면	운동 후 권태감

환자 검사

환자 검사의 핵심

- 다른 질환의 배제를 위해 어떤 종류의 검사를 시행하였는지 환자와 상의한다.
- 감염의 징후에 대한 혈액 수치 및 일반 화학 검사의 결과를 모니터한다.

건강 수준에 대해 권장되는 기초 테스트

- 검사 세션 전과 후에 활력징후 및 자각 노력 등급에 대해 검사를 시행한다.
- 앉은 자세와 선 자세에서 호흡 양상, 호흡곤란 및 저혈압에 대해 검사한다.
- 운동 전과 운동 후 일정 간격으로 1~10 척도로 피로 수준을 평가하도록 한다.[1]

운동 처방 (Exercise Prescription)

종　　류: 선 자세에서의 활동, 보행, 자세 운동(postural exercises)
강　　도: 매우 낮은 수준에서의 활동을 시작
지속시간: 2~3분간의 간헐적 주기로 시작
강　　도: 가능하다면 매일

시작하기

점진적 최대하 유산소 운동과 인지행동치료의 조합은 활동 수준의 향상과 피로 증후군의 감소에 가장 좋은 방법이다.[3-5] 스트레칭 활동과 자세 및 호흡 양상의 개선을 위한 운동으로 운동 세션을 시작한다. 운동 세션은 최소한의 운동 지속기간만으로 시작할 필요가 있으며, 서기 및 보행 활동을 포함하는 매일의 활동을 증가시키도록 권장한다. 활력징후와 자각적 운동 강도를 주의 깊게 모니터하지만, 이들 환자는 내재적 큐를 통해 운동을 단계화할 수 없어서 과잉노력을 초래할 수 있기 때문에, 운동 중에 자각적 운동 강도나 피로 수준을 사용하여 운동을 단계화하거나 진행하지 않도록 한다.[5] 이 질환을 지닌 환자는 운동 강도와 지속기간이 적절하게 처방되고 진행되도록 면밀한 모니터링을 요한다. 만성피로증후군 환자는 활동 수준을 향상시키고 피로를 줄이기 위해 얼마만큼의 활동이 적절한지를 결정하기 위해 자가-관리 방법을 학습할 필요가 있다. 운동의 점진적인 진행은 환자와의 지속적인 상호활동을 통해 이루어져야 한다.

참고문헌 (References)

1. Center for Disease Control. Chronic fatigue syndrome. http://www.cdc.gov/cfs/cfsdefinitionHCP.htm Accessed November 24, 2009.
2. Wallman KE, Morton AR, Goodman C, et al. Physiological responses during a submaximal cycle test in chronic fatigue syndrome. Med Sci Sports Exerc 36(10):1682-1688, 2004.
3. Edmonds M, McGuire H, Price J. Exercise therapy for chronic fatigue syndrome. Cochrane Database Syst Rev 3:CD003200, 2004.
4. Price JR, Mitchell E, Tidy E, et al. Cognitive behavior therapy for chronic fatigue syndrome in adults. Cochrane Database Syst Rev 3:CD001027, 2008.
5. Nijs J, Paul L, Wallman K. Chronic fatigue syndrome: An approach combining self-management with graded exercise to avoid exacerbations. J Rehabil Med 40(4):241-247, 2008.

만성폐쇄성폐질환 [Chronic Obstructive Pulmonary Disease (COPD)]

만성폐쇄성폐질환의 개요

이 질환은 폐로 공기가 들어가고 나가는 동작에 영향을 미치는 질환으로 폐기종과 만성기관지염이 가장 흔하다. 환자는 호흡기계와 심혈관계에 제한이 발생하고, 골격근 기능이상, 영양 장애 및 불안 또는 두려움 증가가 동반된다. 치료는 내과적 치료, 약물, 산소요법과 재활 프로그램을 통해 환자의 증상을 조절하고 질병의 진행을 억제하는 것을 포함한다. 환자는 호흡곤란, 다리 피로 및 신체적 활동 시의 불편감을 경험할 수 있으며, 질병이 진행할수록 활동이 감소하게 된다. 호흡곤란은 환자가 공기를 폐로부터 내쉬지 못하여 발생한다.

고려해야 할 동반질환

- 진행된 단계의 환자는 쇠약, 호흡근 단축 및 하지 근위약의 징후를 보인다.[1]

환자 검사

환자 검사의 핵심

- 폐기능검사의 결과를 평가하여 유속의 제한 수준을 결정한다; 강제날숨량의 감소를 질병 진행시의 변화를 모니터링하는 데 주된 지표로 사용한다.
- 환자의 호흡곤란 정도를 0~5 척도를 사용하여 측정한다.[2]
- 운동 검사를 시작하기 전에, 환자의 몸통 및 가슴우리 이동성과 앉은 자세에 대한 내성을 평가한다.
- 운동 검사를 시작하기 전에, 오므린 입술 호흡(pursed lip breathing)과 약물의 사용을 평가한다.

건강 수준에 대해 권장되는 기초 테스트

- 사이클 에르고미터 검사는 운동에 대한 심폐반응을 평가하는 데 가장 흔히 사용되는 방법이다. 6분 보행 검사와 트레드밀 보행도 지구력을 평가하는 데 사용될 수 있다.
- 근력검사는, 특히 넙다리네갈래근육군의 경우, 손이나 등속성 힘 측정계를 사용하여 1RM(repetition maximum) 검사로 평가할 수 있다.[3]

운동 처방 (Exercise Prescription)

종 류: 사이클 에르고미터(cycle ergometry), 트레드밀 보행(treadmill walking)
강 도: 최대 부하의 50~60%의 낮은 강도로 시작
지속시간: 10~20분으로 시작
강 도: 매주 3회

시작하기

호흡곤란이 조절되지 않는 환자는 운동 프로그램의 참여를 제한할 수 있다. 만성적으로 CO_2 농도가 높은(고탄산혈증) 환자는 운동 활동에 대해 잘 반응하지 않는다. 중증의 울혈심장기능상실과 폐고혈압을 동반한 환자는 운동 프로그램에 참여할 수 없다. 환자가 호흡곤란이 심해지면서 과도한 불안 또는 정신적 불안정을 보이는 경우에는, 이러한 문제가 성공적으로 조절될 때까지 운동 프로그램에 참여를 제한한다. 30분간의 지속적인 운동이 가능하도록 운동 세션을 진행한다.[3] 인터벌 트레이닝은 30~60초 단기간의 고강도 사이클링에 이어 유사한 기간 동안의 휴식을 교대로 반복하는 신체 활동에 대한 내성을 개선시키는 데 사용된다.[1] 낮은 강도의 부하를 사용한 근력 훈련에서는 근력 및 신체 활동에 대한 내성을 향상시키기 위해 20회 반복을 2~4세트 시행한다.[2, 4] CO_2를 재호흡하는 과다환기를 사용한 호흡 운동은 운동 활동 시 호흡근의 부하와 유사하게 하기 위해 사용된다.[5] 보조적인 산소요법은 이들 운동 프로그램에서는 대개 사용되지 않지만 운동 프로그램을 시작할 때 심한 저산소증을 보이는 환자에서는 도움이 될 수 있다.[6] 운동 활동이 중단되면 공식적인 운동 프로그램이 없어지므로, 환자는 운동 프로그램을 독립적으로 유지하는 방법을 배워야 한다.[1]

참고문헌 (References)

1. Rochester CL. Exercise training in chronic obstructive pulmonary disease. J Rehabil Res Dev 40(5 Suppl 2):59-80, 2003.
2. http://www.copd-international.com/Library/stages.htm. Accessed November 22, 2009.
3. Puhan MA, Schunemann HJ, Frey M, et al. How should COPD patients exercise during respiratory rehabilitation? Comparison of exercise modalities and intensities to treat skeletal muscle dysfunction. Thorax 60(5):367-375, 2005.
4. Ries AL. Pulmonary rehabilitation: Summary of an evidence-based guideline. Respir Care 53(9):1203-1207, 2008.
5. Mador MJ, Deniz O, Aggarwal A, et al. Effect of respiratory muscle endurance training in patients with COPD undergoing pulmonary rehabilitation. Chest 128(3):1216-1224, 2005.
6. Nonoyama ML, Brooks D, Lacasse Y, et al. Oxygen therapy during exercise training in chronic obstructive pulmonary disease. Cochrane Database Syst Rev 2:CD005372, 2007.

만성콩팥기능상실 (Chronic Renal Failure)

만성콩팥기능상실의 개요

만성콩팥기능상실은 콩팥단위의 소실로 인해 여과 및 내분비 기능의 감소를 유발한다. 만성콩팥기능상실은 사구체여과율을 측정하여 평가할 수 있다. 고혈압과 당뇨는 콩팥기능상실의 가장 흔한 원인이며, 콩팥기능상실은 신체 내 다른 계통에도 심각한 영향을 미친다. 콩팥의 유전적 결손, 요로감염, 고령 및 과도한 진통제의 사용은 이 질환의 위험인자이다. 콩팥기능이 10% 미만인 사람은 말기콩팥질환 상태이며, 투석을 요한다. 콩팥기능상실을 지닌 환자는 빈혈, 산소이동 감소 및 혈액량 유지능력의 감소를 지닐 수 있으며, 이로 인해 운동 시 피로와 호흡곤란이 유발될 수 있다.

고려해야 할 동반질환

- 콩팥기능상실은 고혈압, 심장질환 및 당뇨와 관련된다.

환자 검사

환자 검사의 핵심

- 혈액요소질소와 혈청 크레아티닌 농도를 측정하지만, 대개 이들 농도의 변화로 인해 운동 활동이 제한되지는 않는다.
- 말기콩팥질환을 지닌 환자는 기능이 저하되어 기준치 검사의 종류와 양을 제한할 수 있다.

건강 수준에 대해 권장되는 기초 테스트

- 자가-속도 보행, 트레드밀 보행 및 사이클 에르고미터 검사가 선호된다.[1-3]
- 만성콩팥기능상실을 지닌 환자는 대개 고혈압과 심장질환을 지니며, 운동 프로그램 시 주의를 요한다.

운동 처방 (Exercise Prescription)

종 류: 보행, 트레드밀 보행(treadmill walking), 사이클 에르고미터(cycle ergometry)
강 도: 낮거나 중등도의 수준
지속시간: 10~15분으로 시작
강 도: 매주 3회

시작하기

보행 프로그램과 사이클 에르고미터는 콩팥기능상실 환자에서 가장 좋은 운동 방식이다. 투석을 하는 환자는 투석일 또는 비투석일에 운동을 선택할 수 있다. 투석을 받는 환자는 트레드밀, 사이클 에르고미터 또는 침대/의자 운동을 사용하여 운동을 수행할 수 있다. 비투석일에 운동을 하는 사람에서 신체적 및 심폐기능의 현저한 개선이 관찰되지만, 투석 동안의 운동은 운동 프로그램에 대한 지속성을 보장하는 데 보다 효과적인 방법일 수 있다.[4, 5]

권장되는 유산소 활동 수준은 최대 심박동수의 60~70% 이내로, 혈압과 자각적 운동 강도를 자주 평가해야 한다.[5] 운동 프로그램은 긴 준비운동 후에 일관적인 수준의 유산소 및 근력강화 활동으로 구성되어야 한다. 정리운동 기간도 체액의 재분비 및 혈압의 회복을 가능하게 하는 데 중요하다. 환자는 심박동수가 아닌 자각적 운동 강도에 의해 운동 강도 수준을 평가하는 법을 배워야 한다.[6] 현기증, 어지러움, 통증 및 호흡곤란은 운동을 중단하고 환자를 재평가할 필요가 있음을 알려주는 지표이다.[3] 운동의 진행은 점진적이여야 하며, 잦은 평가를 토해 적절한 수준을 결정한다. 콩팥기능상실을 지닌 환자에서는 운동이 기능 및 삶의 질을 유지하는 데 중요하기 때문에, 장기적인 운동의 선택이 필요하다.[7]

참고문헌 (References)

1. Painter P. Determinants of exercise capacity in CKD patients treated with hemodialysis. Adv Chronic Kidney Dis 16(6):437-448, 2009.
2. Johansen KL. Exercise and dialysis. Hemodial Int 12:290-300, 2008.
3. Evans N, Forsyth E. End-stage renal disease in people with type 2 diabetes: Systemic manifestations and exercise implications. Phys Ther 84:454-463, 2004.
4. Kouidi E, Grekas D, Deligiannis A, et al. Outcomes of long-term exercise training in dialysis patients: Comparison of two training programs. Clin Nephrol. 61(Suppl 1):S31-38, 2004.
5. Konstantinidou E, Koukouvou G, Kouidi E, et al. Exercise training in patients with end-stage renal disease on hemodialysis: Comparison of three rehabilitation programs. J Rehabil Med 34(1):40-45, 2002.
6. Fuhrmann I, Krause R. Principles of exercising in patients with chronic kidney disease, on dialysis and for kidney transplant recipients. Clin Nephrol. 61(Suppl 1):S14-25, 2004.
7. Levendoğlu F, Altintepe L, Okudan N, et al. A twelve week exercise program improves the psychological status, quality of life and work capacity in hemodialysis patients. J Nephrol 17(6):826-832, 2004.

만성정맥기능부전 (Chronic Venous Insufficiency)

만성정맥기능부전의 개요

이 질환은 정맥울혈과, 정맥판의 손상으로 인한 정맥압의 상승으로 인한 복귀정맥혈의 감소이다. 이 질환은 지닌 환자는 대개 만성정맥염증 및 정맥혈전의 병력을 지닌다. 정맥내 과도한 체액으로 인한 정맥성 고혈압이 유발되며, 이는 체액과 백혈구의 간질로의 이동으로 이어진다. 환자는 다리 및 발목에 부종을 나타내며, 피부의 퇴행성 변화, 그리고 궤양도 보일 수 있다. 먼쪽 다리에 열린 상처를 지닐 수 있으며, 적절한 상처 관리와 다리, 발목 및 발에서의 부종 증가와 피부 파괴의 징후에 대해 지속적으로 평가해야 한다. 환자는 심장과 폐로의 혈류 복귀가 불충분하여 보행 활동 시 다리에서 통증과 무거움 및 피로를 느낄 수 있다. 환자는 대개 느린 보행 속도를 선택하며, 이는 발바닥쪽굽힘근의 지구력 감소와 근력 감소로 이어질 수 있다.[1] 보행 활동의 감소는 일상생활 활동의 감소와 지구력 저하를 유발할 수 있다.

고려해야 할 동반질환

- 환자는 심장질환, 당뇨, 간헐 절뚝거림 또는 다리 피부의 화상 및 이식의 병력을 지닐 수도 있다.

환자 검사

환자 검사의 핵심

- 환자는 도플러 동맥혈류검사와 위팔 및 발목 혈압으로 평가할 수 있다.
- 공기 체적변동기록은 다리로부터의 정맥 혈류와 정맥역류의 양을 평가한다.
- 심장질환의 병력이 있는 환자는 활력징후 및 울혈심장기능상실에 대한 신체적 징후에 대해 지속적인 모니터링이 필요하다.

건강 수준에 대해 권장되는 기초 테스트

- 환자의 운동 내성은 지구력에 대한 6분 보행 검사나 10미터 보행 속도 검사를 통해 가장 잘 평가된다.
- 정맥 중증 점수를 통해 환자의 정맥기능부전 중증도를 평가한다.[2]
- 발목의 발바닥쪽굽힘근 근력을 평가하기 위해 서서 발뒤꿈치 들기 검사 또는 힘 측정계를 사용한다.
- 근력 검사 활동을 시작하기 전에 발목관절의 움직임과 장딴지 · 가자미근의 근력을 평가해야 한다.
- 하지 피부를 검사하고, 통증과 부종에 대해 평가하여 환자의 현재 상태를 파악하고, 이들 징후가 치료 중에 변화하였는지를 확인한다.

운동 처방 (Exercise Prescription)

종 류: 보행, 서기 운동
강 도: 중등도의 속도
지속시간: 5~10분 기간
강 도: 매일

시작하기

장딴지근 스트레칭, 하지 근력강화 활동 및 보행 등의 감독하 프로그램은 다리로부터의 정맥 복귀를 증진시킨다.[3,4] 서서 발뒤꿈치 들기를 이용한 종아리 또는 발바닥쪽굽힘근 강화 프로그램은 근력과 다리 복귀정맥혈을 증가시키는 데 사용되어 왔다.[5] 발뒤꿈치 들기 운동은 최대 횟수의 절반 반복으로 3세트를 시행하고, 세트간에 3~5분간의 휴식을 취한다. 이들 운동 세션은 격일로 시행할 수 있다.[6] 환자는 다리를 통한 정맥 혈류를 개선시키고, 깊은 조직의 산소화를 증진시키며, 운동 세션 후 역류량을 최소화하기 위해 압박 스타킹을 착용하도록 권장될 수 있다.[4,7] 지속적인 서기 및 앉기를 요하는 활동을 피해야 하며, 하지의 격렬하거나 폭발적인 움직임을 요하는 활동은 금기이다.[8] 환자는 감독하의 프로그램에서 독립적 프로그램으로 진행할 수 있으며, 건강에 대한 주기적인 평가와 복귀정맥혈에 대한 검사를 시행한다. 발목의 발바닥쪽굽힘근은 서기 및 보행 활동 시 혈류를 복귀시키는 동적 펌프로 작용하기 때문에, 이들의 근력과 지구력을 유지하도록 권장되어져야 한다.

참고문헌 (References)

1. van Unden C. Gait and calf muscle endurance in patients with chronic venous insufficiency. Clin Rehab 19(3):339-445, 2005.
2. Vasquez MA, Munschauer CE. Venous clinical severity score and quality-of-life assessment tools: Application to vein practice. Phlebology 23(6):259-275, 2008.
3. Padberg FT, Johnston MV, Sisto SA. Structured exercise improves calf muscle pump function in chronic venous insufficiency: A randomized trial. Vascular 39(1):79-87, 2004.
4. Zajkowski PJ, Draper T, Bloom J, et al. Exercise with compression stockings improves reflux in patients with mild chronic venous insufficiency. Phlebology 21(2):100-104, 2006.
5. Kan YM, Delis KT. Hemodynamic effects of supervised calf muscle exercise in patients with venous leg ulceration: A prospective controlled study. Arch Surg 136(12):1364-1369, 2001.
6. Yang YK, Vandongen YK, Stacey MC. Effect of exercise on calf muscle pump function in patients with chronic venous disease. Br J Surg 86(3):338-341, 1999.
7. Agu O, Baker D, Seifalian AM. Effect of graduated compression stockings on limb oxygenation and venous function during exercise in patients with venous insufficiency. Vascular 12(1):69-76, 2004.
8. Rathbun SW, Kirkpatrick AC. Treatment of chronic venous insufficiency. Curr Cardiovascular Med 9: 115-126, 2007.

경화 (Cirrhosis)

경화의 개요

이 질환은 다양한 질환으로 인한 간의 말기질환이며, C형 간염과 알코올 남용이 가장 흔한 원인이다. 간 조직의 경화는 염증, 섬유성 반흔과 담도 폐쇄에 의한다. 이들 변화로 인해 황달, 문맥고혈압 및 혈액내로부터 찌꺼기의 제거 감소가 초래된다. 환자는 질병이 진행할수록 피로, 영양실조 및 근육경련을 보다 빈번하게 경험한다. 피로는 근육량의 현저한 감소 및 혈장내 암모니아 증가와 관련된다.[2, 3] 말기가 되면 환자는 복부의 복수 및 하지 부종이 발생하며, 일상 활동을 현저하게 감소시킬 수 있다.

고려해야 할 동반질환

- 유산소 능력의 감소는 심근비후, 폐기능 저하 및 활동 중의 심장박출량 증가 불가와 연관된다.[4, 5]
- 환자는 종종 당뇨가 발생하며 심혈관 및 골격근 기능의 현저한 저하를 보인다.[2, 4]

환자 검사

환자 검사의 핵심

- 이동성과 피로 문제에 관해 환자와 논의한다.
- 복통, 근육경련, 오심의 증상과 운동 프로그램 시작 전에 영양 섭취에 관해 묻는다.

건강 수준에 대해 권장되는 기초 테스트

- 환자의 환경과 활동에 대한 내성에 따라 6분 보행 검사 또는 10미터 보행 검사를 사용하여 지구력을 평가할 수 있다.
- 이동성, 근력 및 피로 수준의 평가는 신체 활동에 대한 기준을 설정한다.

운동 처방 (Exercise Prescription)

종　　류: 보행, 트레드밀 보행(treadmill walking), 사이클 에르고미터(cycle ergometry)
강　　도: 낮거나 중등도의 강도
지속시간: 5~10분간 시행 후 휴식기
강　　도: 매주 3~4회

시작하기

잘 보상된 간질환을 지닌 환자는 경도에서 중등도의 운동 프로그램에 참여하도록 권고해야 한다.[6, 7] 이차적인 합병증 방지를 위한 운동 프로그램 조정을 위해 질환에 대한 지속적인 평가가 필요하다. 환자는 자각 노력 수준을 사용하여 매일의 강도 수준을 조정하면서 단기간 동안 운동하고 휴식을 갖도록 조언할 수 있다. 운동 중 및 운동 후에 복부 및 하지의 부종을 평가해야 한다. 복통, 혈액구토 및 복부 정맥의 확장 증가는 문맥고혈압의 징후일 수 있다. 이뇨제로 조절되지 않는 복수가 발생한 환자에서는 운동 활동을 제한한다. 잘 보상된 간질환을 지닌 환자는 운동 활동의 지속시간과 빈도를 늘리도록 권장해야 한다. 운동 활동의 장기적인 적응은 삶의 질과 환자의 안녕감을 향상시킬 수 있다.[7, 8]

참고문헌 (References)

1. Kato S, Onishi S, Yamazaki H. Skeletal muscle in liver disease. In Skeletal Muscle: Pathology, Diagnosis and Management, ed. Preedy and Peters. Cambridge University Press, 2002.
2. Andersen H, Borre M, Jakobsen J, et al. Decreased muscle strength in patients with alcoholic liver cirrhosis in relation to nutritional status, alcohol abstinence, liver function, and neuropathy. Hepatology 27(5):1200-1206, 1998.
3. Dietrich R, Bachmann C, Lauterburg BH. Exercise-induced hyperammonemia in patients with compensated chronic liver disease. Scand J Gastroenterol 25(4):329-334, 1990.
4. Wong F, Girgrah N, Graba J, et al. The cardiac response to exercise in cirrhosis. Gut 49(2):268-275, 2001
5. Epstein SK, Zilberberg MD, Jacoby C, et al. Response to symptom-limited exercise in patients with the hepatopulmonary syndrome. Chest 114(3):736-741, 1998.
6. Saló J, Guevara M, Fernández-Esparrach G, et al. Impairment of renal function during moderate physical exercise in cirrhotic patients with ascites: Relationship with the activity of neurohormonal systems. Hepatology 25(6):1338-1342, 1997.
7. Cortez-Pinto H, Machado M. Impact of body weight, diet and lifestyle on nonalcoholic fatty liver disease. Expert Rev Gastroenterol Hepatol 2(2):217-231, 2008.
8. Bellentani S, Dalle Grave R, et al. Behavior therapy for nonalcoholic fatty liver disease: The need for a multidisciplinary approach. Hepatology 47(2):746-754, 2008.

울혈심장기능상실 (Congestive Heart Failure)

울혈심장기능상실의 개요

이 질환은 신체 조직으로 혈액을 충분히 공급할 수 없는 심장으로 인해 발생한다. 폐정맥에서의 혈액 축적으로 인해 폐고혈압이 초래되기 때문에 폐가 심각하게 손상된다. 이 질환은 다른 장기 및 조직의 기능에도 영향을 미친다. 심장기능상실은 대개 허혈성 및 고혈압성 심장질환의 결과로 인한다. 심근 손상의 원인 및 위치에 따라 네 종류의 심장기능상실이 있다. 신체적 활동에 대한 환자의 내성에 근거한 Functional Classification of Heart Failure는 질환의 진행을 파악하기 위해 사용된다.[1, 2] 치료는 질환의 주요 원인에 초점을 맞추며, 식이, 약물 및 운동을 통해 조절한다. 일부 환자는 심장판막교체술, 심장동맥우회술 또는 심장축소술을 시행한다. 환자는 심장이 사지로 충분한 혈액을 공급하지 못하기 때문에 신체 활동 시 심각한 호흡곤란 및 피로를 느끼며, 이는 사지 근육의 위축으로 이어질 수 있다.[1]

심장기능상실의 기능적 분류

Class I: 경도 – 통상적인 신체 활동은 피로, 두근거림 또는 호흡곤란을 유발하지 않는다.

Class II: 경도 – 통상적인 신체 활동이 피로, 두근거림 또는 호흡곤란을 유발한다.

Class III: 중등도 – 안정시에는 편안하지만, 통상적인 활동 이하에서도 피로, 두근거림 또는 호흡곤란이 초래된다.

Class IV: 중증 – 불편감없이 어떠한 신체 활동도 수행할 수 없다.

고려해야 할 동반질환

- 환자는 심각한 체중 증가와 말초 부종으로 인해 이동성에 영향을 받을 수 있다.

환자 검사

환자 검사의 핵심

- 환자는 심장과 폐기능에 대한 여러 검사를 시행한다.
- 활력징후와 심음, 폐음에 대해 자주 평가하여, 환자의 운동 활동에 대한 내성을 파악한다.
- 규칙적인 운동 프로그램을 시작하고 유지하는 데 있어서의 장애물에 대해 환자와 논의한다.[3]

건강 수준에 대해 권장되는 기초 테스트

- 트레드밀 보행과 6분 보행 검사는 운동 내성의 측정 및 심폐기능 평가에 흔히 사용되는 방법이다.
- 근력과 기능적 이동성은 중등도에서 중증의 (Class 3과 4) 심장기능상실 환자에서의 평가에 중요하다.[1-2]
- 운동 세션의 시작 전과 운동 중에 환자의 호흡곤란과 피로 수준을 측정한다.

운동 처방 (Exercise Prescription)

종 류: 보행, 트레드밀 보행(treadmill walking), 사이클 에르고미터(cycle ergometry)[3]
강 도: 최대 VO_2 또는 심박동수의 50%로 시작[3, 4]
지속시간: 단기간으로 시작하고 휴식시간을 가짐
강 도: 매주 3~4회

시작하기

경도에서 중등도의 심장기능상실 환자(class 2와 3)는 최대 VO_2 또는 심박동수의 50%로 운동 프로그램을 시작할 수 있다.[3, 4] 운동 프로그램의 시작 시 10분간의 단기 운동 후 휴식기간을 가지는 것이에 적절하다. 운동 강도는 최대 VO_2의 70%까지 증가시킬 수 있다. 강도의 진행은, 활동에 대한 환자의 생리적 내성에 따라 결정된다. 심장 기능을 개선시키기 위한 저항성 운동의 효과는 논란의 여지가 있지만 저항성 운동을 지구력 훈련과 병행하는 것은 심장 또는 폐기능에 악영향을 미치지 않는다.[5, 6] 저항성 운동은 1RM(repetition maximum)의 50%로 시작하여, 10~15회 반복을 한 세트로 한다. 완전한 동작을 유지하면서 저항성 운동을 서서히 진행한다.[3, 7]

조절되지 않는 고혈압이나 심장부정맥을 지닌 환자는 운동 프로그램의 시작에서 제외될 수 있지만, 중증의 심장기능상실을 동반한 환자도 운동 처방으로 도움을 받을 수 있다. 운동 프로그램은 각 환자에 대한 독립적인 프로그램으로 진행되어야 할 필요가 있다. 환자는 심폐기능과 삶의 질을 유지하기 위해, 자신이 선호하는 운동과 여가 활동을 선택해야 한다.[4] 환자는 1~5까지의 척도를 사용하여 주요 증상(예, 숨가쁨, 피로 및 부종)을 모니터하거나 새로운 증상 또는 증상 악화를 보고하도록 교육되어야 한다. 도움을 구하기까지 너무 오래 기다리는 것은 능동적인 운동 프로그램의 중단으로 이어질 수 있으며, 심각한 이환율 및 사망과 연관된다.

참고문헌 (References)

1. Cahalin LP. Heart failure. Phys Ther 76(5):516-533, 1996.
2. Russell SD, Saval MA, Robbins JL, et al. New York Heart Association functional class predicts exercise parameters in the current era. Am Heart J. 158(4 Suppl):S24-30, 2009.
3. Mandic S, Tymchak W, Kim D, et al. Effects of aerobic or aerobic and resistance training on cardiorespiratory and skeletal muscle function in heart failure: A randomized controlled pilot trial. Clin Rehabil 23(3):207-216, 2009.
4. Riegel B, Moser DK, Anker SD, et al. State of the science: Promoting self-care in persons with heart failure: A scientific statement from the American Heart Association. Circulation 120(12):1141-1163, 2009.
5. Bartlo P. Evidence-based application of aerobic and resistance training in patients with congestive heart failure. J Cardiopulmonary Rehabil Prev 27(6):368-375, 2007.
6. Spruit MA, Eterman RM, Hellwig VA, et al. Effects of moderate-to-high intensity resistance training in patients with chronic heart failure. Heart 95(17):1399-1408, 2009.
7. Beckers PJ, Denollet J, Possemiers NM, et al. Combined endurance-resistance training vs. endurance training in patients with chronic heart failure: A prospective randomized study. Eur Heart J 29(15):1858-1866, 2008.

심장동맥병 [Coronary Artery Disease(CAD)]

심장동맥병의 개요

심장동맥병은 심장동맥의 진행성 협착으로 인해 발생하며, 심장근육의 허혈로 이어질 수 있다. 죽상경화증은 심장동맥 협착의 가장 흔한 원인이며, 이외에도 협착 및 폐쇄에 대한 여러 다른 원인이 존재한다. 다수의 위험인자가 확인되었으며, 신체적 활동저하, 비만, 고혈압 및 고콜레스테롤혈증을 포함한다. 심장동맥의 협착은 여러 가지 약물과 혈관성형술로 치료할 수 있다. 운동 프로그램은 심장동맥병을 지닌 환자에서 전체 사망률을 유의하게 개선시키는 것으로 나타났다.[1] 심장이 심근으로 가는 혈류를 유지할 수 없으며, 이로 인해 폐와 사지로의 혈류 공급을 증가시키는 심장의 기능이 제한되기 때문에 환자의 지구력이 저하된다.[2]

심장동맥에 대한 운동 프로그램의 이점

내막기능의 개선	심근 산소 요구량 개선
자율신경성 긴장도의 향상	심장곁동맥의 발달
염증 지표의 감소	응고 인자의 감소

고려해야 할 동반질환

- 환자는 이 질환으로 인해 가슴통증 · 두근거림, 호흡곤란 및 피로 증상을 보일 수 있다.

환자 검사

환자 검사의 핵심

- 환자는 심장 순환 및 심장 기능에 대한 영상 검사와 더불어 스트레스 검사를 시행할 수 있다.
- 환자는 혈압, 심장 리듬 및 심박동수에 대해 지속적으로 평가할 필요가 있다.

건강 수준에 대해 권장되는 기초 테스트

- 유산소 능력은 점진적인 운동 검사, 보행 및 자전거타기 검사를 통해 평가할 수 있다.
- 1RM(repetition maximum) 또는 10RM 검사를 통해 저항성 훈련 수준을 평가한다.[2]

운동 처방 (Exercise Prescription)

종 류: 보행, 트레드밀 보행(treadmill walking), 사이클 에르고미터(cycle ergometry)[3, 4]

강 도: 최대심박동수의 60~80%[3, 5]

지속시간: 30분

강 도: 매주 5회

시작하기

유산소 활동은 20분간의 운동 후 10분간의 휴식으로 시작할 수 있다. 많은 환자가, 활동에 대한 심박동 반응을 감소시키고, 혈압과 심근수축력을 제한하는 베타 차단제를 사용하기 때문에, 심박동수를 운동 강도 측정하는 유일한 결정 인자로 권장하지는 않는다. 환자의 자각 노력 수준 12~16이 심박동 측정과 더불어 사용될 수 있다. 상지와 하지에서의 저항성 훈련을 유산소 운동과 병행할 수 있다.[6] 8~10회의 상지 및 하지 운동의 저항성 훈련을, 15회 반복하는 2~3세트를, 1RM(repetition maximum)의 60%로, 세트간에는 30~60초의 휴식기간을 두도록 처방할 수 있다.[6, 7] 편심성 근수축을 강조하는 저항성 훈련은, 심혈관계 기능에 대한 요구량이 적으면서 근력의 변화를 유발할 수 있는 방법으로 제기되었다.[8] 수중 운동도 심장동맥병 환자에서 운동 내성을 향상시키기 위해 사용되어져 왔다. 수중 운동은 최대심박동수의 50~70%로 30~40분간 시행할 수 있으며, 10분의 준비운동과 정리운동을 시행한다.[7]

신체 활동 중에 가슴통증의 병력이 있는 환자는 운동 프로그램을 시작하기 꺼려할 수 있다. 좌식생활을 하는 성인이 익숙지 않은, 격렬한 신체 활동에 참여하는 경우 급사 및 심근경색의 위험이 가장 높다.[3] 환자는 가슴통증 또는 협심증이 발생할 경우에 nitrate vasodilator를 사용할 필요가 있을 수 있다. 칼슘채널길항제는 심장동맥을 확장시켜 혈압을 낮추고 부정맥을 억제한다. 환자는 건강을 유지하고, 심장동맥의 내막을 개선시키고, 심근의 미세순환을 향상시키기 위해, 장기적인 운동 프로그램을 유지하도록 상담할 필요가 있다.[4]

참고문헌 (References)

1. Taylor RS, Brown A, Ebarahim S, et al. Exercise-based rehabilitation for patients with coronary heart disease: Systematic review and meta-analysis of randomized controlled trials. Am J Med 116(10):682-692, 2004.
2. Fletcher GF, Balady GJ, Amsterdam EA, et al. Exercise standards for testing and training: A statement for healthcare professionals from the American Heart Association. Circulation 104(14):1694-1740, 2001.
3. Thompson PD, Buchner D, Pina I, et al. Exercise and physical activity in the prevention and treatment of atherosclerotic cardiovascular disease. Circulation 107:3109-3116, 2003.
4. Gielen S, Schuler G, Hambrecht R. Exercise training in coronary artery disease and coronary vasomotion. Circulation Jan 2:103(1):E1-6l, 2001.
5. Hansen D, Dendale P, Berger J, et al. Importance of exercise training session duration in the rehabilitation of coronary artery disease patients. Eur J Cardiovasc Prev Rehabil 15(4):453-459, 2008.
6. Marzolini S, Oh PI, Thomas SG, et al. Aerobic and resistance training in coronary disease: Single versus multiple sets. Med Sci Sports Exerc 40(9):1557-1564, 2008.
7. Volaklis KA, Spassis AT, Tokmakidis SP. Land versus water exercise in patients with coronary artery disease: Effects on body composition, blood lipids, and physical fitness. Am Heart J 154(3):560, 2007.
8. Meyer K, Steiner R, Lastayo P, et al. Eccentric exercise in coronary patients: Central hemodynamic and metabolic responses. Med Sci Sports Exerc 35(7):1076-1082, 2003.

쿠싱증후군 (Cushing Syndrome)

쿠싱증후군의 개요

이 질환은 코르티졸의 지나친 농도로 인해 유발되며, 대개 부신겉질종양 또는 고용량의 hydrocortisone 또는 코르티졸-유도 약제로 인해 발생한다. 과도한 코르티졸은 근위약, 뼈의 탈회, 탄성조직의 위약, 고혈당 및 비만을 포함한 여러 생리적 반응에서 나타난다. 부신겉질종양의 제거는 이 증후군을 회복시키지만, 염증성 질병 경과를 조절하기 위해 hydrocortisone을 사용하는 환자는 이 증후군으로부터 완전하게 회복되지 못한다. 종양의 제거는 다른 뇌하수체 호르몬, 특히 성장 호르몬에 영향을 미칠 수 있다.[1] 근육 조직의 소실은 일상 활동에 대한 내성에 큰 영향을 미치며, 지구력 저하와 함께 쇠약해질 수 있다.

고려해야 할 동반질환

- 과도한 코르티졸은 심장, 콩팥 및 내분비계에 영향을 미치며, 활동 내성을 제한할 수 있다.

환자 검사

환자 검사의 핵심

- 환자는 소변과 혈청에서의 코르티졸 농도를 평가해야 한다.
- 영상 검사는 부신겉질종양의 크기 및 위치를 시각화한다.
- 운동 프로그램을 시작하기 전에 환자의 체중과 체성분을 확인한다.
- 뼈밀도 검사는 뼈감소증을 지닌 환자에서 유용하다.

건강 수준에 대해 권장되는 기초 테스트

- 환자의 운동 내성 및 유산소 능력에 대해 보행 검사를 사용한다.
- 1RM 또는 10RM 검사를 통해 대근육군의 근력을 평가한다.

운동 처방 (Exercise Prescription)

종 류: 보행, 자전거타기(cycling), 수중 운동(aquatic)[2]
강 도: 중등도 강도, 최대 VO_2의 40~60%로 시작
지속시간: 30분
강 도: 매주 5회

시작하기

매일 칼로리 소모를 증가시키기 위해 공식적인 운동 프로그램과 더불어 일상 활동 수준을 높이도록 권장해야 한다.[3] 지속적인 치료를 받는 환자는 뼈와 관절에 스트레스를 증가시키거나, 낙상의 위험을 높이는 운동은 피해야 한다. 환자는 근력이 증가하고 체지방이 감소하면서 다른 종류의 운동을 시도할 수 있다. 웨이트 리프팅과 달리기, 스테핑 활동은 코르티졸 농도가 조절되지 않는 경우에는 피해야 한다. 코르티졸 농도가 잘 조절되는 환자는 뼈밀도를 향상시킬 수 있는 체중 부하 활동을 권장한다.[2] 체중 부하 운동은 낮은 수준에서, 15~20분 정도로 시작해야 하며, 관절 구조에 과부하가 걸리지 않도록 주의한다. 환자는 유산소 활동을 60~90분까지 서서히 증가시킬 수 있다. 환자의 유산소 능력이 호전되고 체중이 감소하면, 운동 강도를 서서히 증가시켜 최대심박동수의 80%까지 진행한다.[3] 환자의 신체적 및 정신적 건강을 극대화시키기 위해 다양한 유산소 및 저항성 운동을 병행할 수 있다.

참고문헌 (References)

1. Cushing's Support and Research Foundation. http://www.csrf.net/page/growth_hormone_deficiency_after_cushings_disease.php. Accessed May 29, 2009.
2. Cushing's Support and Research Foundation. http://www.csrf.net/list/doctors_answers.php. Accessed May 29, 2009.
3. Haskell WL, Lee IM, Pate RR, et al. Physical activity and public health: Updated recommendation for adults from the American College of Sports Medicine and the American Heart Association. Med Sci Sports Exerc 39(8):1423-1434, 2007.

우울증 (Depression)

우울증의 개요

이 질환은 극도의 슬픔, 침울함 또는 우울감을 특징으로 하는 기분 장애로 신체적 부상이나 만성질환과 흔히 연관된다. 환자는 우울증의 일부로 지속적인 근육 및 관절 통증을 호소할 수 있다. 외상, 요통 및 전신질환의 병력을 지닌 환자는 우울증이 발생할 위험이 증가한다.[1] 우울증은 수면 및 정신사회적 요인뿐만 아니라 생화학적 및 신경내분비적 기전으로 인해 발생한다. 우울증은 주요우울장애, 기질적기분장애 또는 양극성 장애로 분류될 수 있다. 우울증을 지닌 환자는 일상 활동을 방해하고, 여가 활동에의 참여를 막는 만성 통증, 신체적 장애 및 질병 과정으로 인해 고통을 받을 수 있다. 중등도 강도의 유산소 지구력 활동은 경도에서 중등도의 주요우울장애를 지닌 환자에서 효과적인 것으로 나타났다.[2]

고려해야 할 동반질환

- 화학적 의존성은 우울증에 흔히 동반되어 개인의 행동 변화 능력에 영향을 미친다.
- 심혈관계 및 근골격계에 영향을 미치는 질환의 병력이 있는 환자는 지구력을 향상시키고 질환의 효과를 역전시킬 수 있는 능력이 제한될 수 있다.

우울증 환자에서 신체적 활동을 제한할 수 있는 질환

심장동맥질환	심장기능상실
파킨슨씨병	뇌혈관질환
당뇨	감염
섬유근육통	만성피로증후군
관절염	암 치료

환자 검사

환자 검사의 핵심

- 운동 프로그램에의 참여를 제한하는 심혈관계 및 근골격계 문제에 대해 선별검사를 시행한다.
- 운동 프로그램을 시작할 수 있는 준비 정도를 평가한다.[3]

건강 수준에 대해 권장되는 기초 테스트

- 진행을 평가하기 위해 6분 보행 검사를 사용하여 기초 유산소 건강을 평가한다.
- 우울증에 대한 기초 검사로 Hamilton Rating Scale for Depression을 사용할 수 있다.[4]

운동 처방 (Exercise Prescription)

종　　류: 보행, 자전거타기(cycling), 여가 활동
강　　도: 자각 노력을 사용하여 낮거나 중등도의 강도
지속시간: 15~30분
강　　도: 매주 3~5일

시작하기

환자는 다른 여가 활동, 특히 집단 활동이 규칙적인 운동 행동을 형성하는 데 도움을 줄 수 있기 때문에 이를 선택해야 한다.[3, 5, 6] 근력 훈련은 유용한 형태의 운동으로 낮은 강도에서 시작하여 12~15회 반복의 세트를 여러 번 시행한다. 상지 및 하지의 서킷 운동은 전반적인 근력과 지구력을 향상시키는 데 이상적이며, 우울증에 대한 운동의 이점도 제공한다. 최대치의 80%, 8회 반복의 3세트로 이루어진 고강도 서킷 운동은 노인에서 우울증 정도를 감소시키는 것으로 나타났다.[7] 환자가 규칙적인 운동 프로그램을 유지할 수 있기 위해서, 다른 여러 형태의 유산소 활동과 여가 활동을 시도하도록 권장해야 한다.

참고문헌 (References)

1. Haggmann S. Screening for symptoms of depression by physical therapist managing low back pain. Phys Ther 84(12):1157-1166, 2004.
2. Dunn AL, Trivedi MH, Kampert JB, et al. Exercise treatment for depression: Efficacy and dose response. Am J Prev Med 28(1):1-8, 2005.
3. Sjösten N, Kivelä SL. The effects of physical exercise on depressive symptoms among the aged: A systematic review. Int J Geriatr Psychiatry 21(5):410-418, 2006.
4. Hamilton Rating Scale for Depression. http://healthnet.umassmed.edu/mhealth/HAMD.pdf. Accessed November 24, 2009.
5. Mead GE, Morley W, Campbell P, et al. Exercise for depression. Cochrane Database Syst Rev 8(3):CD004366, 2009.
6. Blake H, Mo P, Malik S, et al. How effective are physical activity interventions for alleviating depressive symptoms in older people? A systematic review. Clin Rehabil 23(10):873-887, 2009.
7. Singh NA, Stavrinos TM, Scarbek Y, et al. A randomized controlled trial of high- versus low-intensity weight training versus general practitioner care for clinical depression in older adults. J Gerontol A Biol Sci Med Sci 60(6):768-776, 2005.

요붕증 (Diabetes Insipidus)

요붕증의 개요

이 질환은 뇌하수체에서 분비되는 항이뇨호르몬(ADH)의 결핍 또는 콩팥의 ADH에 대한 무감응으로 인한 수분의 불균형이다. 뇌하수체 후엽과 신경뇌하수체로에 영향을 미치는 질환은 ADH의 분비를 제한한다. 이 질환은 다량의 묽어진 소변 분비로 이어진다. 이 질환을 지닌 환자는 탈수가 될 수 있으며, 피로 및 과민성이 초래된다.[1] 이 질환은 인슐린 농도에 영향을 주는 당뇨와는 무관하다. ADH의 결핍 또는 무감응은 환자의 지구력 또는 운동에 대한 심혈관계 반응에 직접적인 영향을 미치지는 않는다.

고려해야 할 동반질환

- 탈수 및 다뇨는 환자가 효과적인 운동 프로그램을 수행할 수 있는 능력에 영향을 미칠 수 있다.

환자 검사

환자 검사의 핵심

- ADH 농도, 소변량, 용질에 대한 수분의 소변 농도에 대한 검사 결과와 혈장 농도 검사에 대해 환자에게 묻는다.
- 운동 전, 운동 중, 운동 후의 수분공급 정도를 주의 깊게 모니터한다.
- ADH의 인공 형태인 desmopressin 약제를 복용하는지 환자에게 묻는다.

건강 수준에 대해 권장되는 기초 테스트

- 보행, 달리기 또는 사이클 에르고미터 검사를 통해 유산소 능력을 평가한다.
- 근력, 체지방 측정 및 심장질환의 위험에 대한 다른 평가가 필요한지 결정한다.

운동 처방 (Exercise Prescription)

종 류: 다양한 유산소(aerobic) 및 여가 활동
강 도: 중등도에서 고강도
지속시간: 30~50분
강 도: 매주 5~7회

시작하기

환자는 수분공급을 유지하는 한 선택한 종류의 운동만을 할 필요는 없다. 저염식은 수분공급 정도를 조절하는 데 도움이 된다. 운동 프로그램은 수분공급 및 화장실에의 접근성을 포함할 필요가 있다. 저항성 운동을 매주 2회, 8~12회 반복하여 의지적 피로를 유발하는 것이 성인에서는 권장된다.[2] 환자에게 일생 동안 규칙적인 운동 프로그램과 건강한 생활습관을 유지하도록 권장해야 한다.[3]

참고문헌 (References)

1. National Diabetes Insipidus Foundation. http://www.ndif.org/pages/6-Diagnosis__Treatment. Accessed May 26, 2009.
2. Haskell WL, Lee IM, Pate RR, et al. Physical activity and public health: Updated recommendation for adults from the American College of Sports Medicine and the American Heart Association. Med Sci Sports Exerc 39(8):1423-1434, 2007.
3. Diabetes Insipidus Foundation. http://www.diabetesinsipidus.org/4di_gear_up_for_sports.htm. Accessed May 26, 2009.

당뇨, 제1형 (Diabetes Mellitus, Type 1)

제1형 당뇨의 개요

이 질환은 이자에서 인슐린을 분비하는 베타 세포의 자가면역성 파괴로 인해 발생한다. 이러한 파괴는 급격할 수 있어서 소아기에 나타나거나, 서서히 발생하여 조기 성인기에 처음 나타날 수도 있다. 이 질환은 포도당을 세포로 이동시키는 인슐린 농도의 부족을 유발하여, 지방과 단백질을 에너지원으로 이용하도록 하여, 심한 체중 감소와 피로를 유발한다. 지방의 과도한 대사는 케톤산증 상태를 초래하여 치명적일 수 있다.[1] 환자는 지속적으로 혈당을 측정하여 엄격히 조절되도록 하며, 외부에서의 인슐린, 음식물 섭취 및 운동간의 적절한 균형을 유지해야 한다. 인슐린 농도가 조절되지 않는 환자는 혈중의 케톤 증가로 인해 지구력이 제한되고 심한 피로가 발생할 수 있다. 이 질환을 지닌 소아가 음식물 섭취와 인슐린 농도 조절이 충분치 않는 경우에는, 케톤산증 및 다른 합병증을 막기 위해 신체적 활동을 제한할 수 있다. 고혈당의 장기적 조절은 A_1C 검사로 알려진 당화혈색소 백분률로 평가할 수 있다.

엄격한 당뇨 조절의 기준

식전 인슐린 농도가 70~130mg/dL로 유지
식후 2시간 인슐린 농도가 180mg/dL 미만
A1C 농도가 7% 미만
인슐린 펌프를 사용하거나 매일 수차례의 인슐린 주사를 맞음

고려해야 할 동반질환

- 죽상경화증, 망막병증, 신경병증 및 콩팥질환의 위험

환자 검사

환자 검사의 핵심

- 운동 프로그램을 시행하면서 하루 동안 혈당을 어떻게 조절하고 인슐린 용량을 어떻게 계획할지에 관해 환자와 상의한다.
- 이전에 저혈당이 있었던 환자는 혈당의 저하 위험이 높으며, 운동 시 악화될 수 있다.[2]
- 운동과 운동 검사는 환자의 혈당이 300mg/dL 이상인 경우에는 금기이다.
- 운동 프로그램을 시작하기 전에 고혈압, 침침한 시야 및 균형 저하의 징후가 있는지 검사한다.

건강 수준에 대해 권장되는 기초 테스트

- 트레드밀 또는 사이클 에르고미터 운동 검사 또는 6분 보행 또는 달리기 검사를 유산소 건강을 평가하는 데 사용할 수 있다.
- 웨이트 리프팅 및 휘트니스 장비를 사용하여 대근육군의 근력을 평가한다.
- 이전의 운동 경험이 없는 환자에서는, 규칙적인 운동 프로그램을 시작하고 유지하기 위한 준비성과 자가-효능에 대해 다룰 필요가 있다.[3, 4]

운동 처방 (Exercise Prescription)

종　　류: 유산소(aerobic), 수중(aquatic) 및 여가 활동
강　　도: 중등도
지속시간: 30~45분
강　　도: 매주 4~5회

시작하기

제1형 당뇨를 지닌 성인에게는 본인의 스케줄과 생활습관에 맞는 다양한 유산소 운동을 선택하도록 권고한다.[5] 환자는 수중 활동을 선택할 수도 있지만, 따뜻한 수영장에서의 활동은 주사된 인슐린이 표층 조직에서 흡수되는 것을 촉진시킬 수 있어, 운동 내성에 대해 보다 면밀하게 모니터할 필요가 있다. 젊은 환자는 신체적 및 사회적인 이유로 다양한 여가 활동에 참여하도록 권장해야 한다.[3]

인슐린 농도를 조절하기 어려운 성인 환자는 인슐린 농도에 대한 운동의 효과를 파악하기 위해 운동 프로그램을 모니터하면서 시작할 필요가 있다. 운동 프로그램을 시작할 때에는, 환자가 운동 세션 전과 후에 혈당 측정을 하고 기록할 수 있는지 확인한다. 운동 세션이 매일의 음식 섭취 및 외부에서의 인슐린 투여 스케줄과 맞도록 한다.[2] 청소년 환자는 심혈관계질환을 예방하고 성인기까지 활발한 생활습관을 증진하기 위해, 최소한 30분 이상의 활동에 참여하도록 권장해야 한다.[3] 지구력 훈련과 시합에 좀 더 참여하고 싶은 환자는, 훈련 세션 동안 수분 및 탄수화물 섭취, 혈당 측정에 대해 계획을 세울 필요가 있다. 환자는 훈련 강도를 증가시키고 시합에 대비하면서, 일일 탄수화물 섭취를 적절하게 증가시키기 위해 영양 전문가에게 의뢰할 필요가 있을 수 있다.

참고문헌 (References)

1. American Diabetes Association. http://www.diabetes.org/living-with-diabetes/treatment-and-care/blood-glucose-control/tight-diabetes-control.html. Accessed February 22, 2010.
2. Briscoe VJ, Tate DB, Davis SN. Type 1 diabetes: Exercise and hypoglycemia. Appl Physiol Nutr Metab 32(3):576-582, 2007.
3. Riddell MC, Iscoe KE. Physical activity, sport and pediatric diabetes. Pedatric Diabetes 7:60-70, 2006.
4. Rachmiel M, Buccino J, Daneman D. Exercise and type 1 diabetes mellitus in youth: Review and recommendations. Pediatr Endocrinol Rev 5(2):656-665, 2007.
5. Weltman NY, Saliba SA, Barrett EJ, et al. The use of exercise in the management of type 1 and type 2 diabetes. Clin Sports Med 28:423-439, 2009.

당뇨, 제2형 (Diabetes Mellitus, Type 2)

제2형 당뇨의 개요

이 질환은 인슐린에 대한 세포의 내성과 인슐린 분비 결핍으로 인해 발생하며, 고혈당 상태를 유발한다. 공복 시 혈당이 > 126mg/dL인 경우 당뇨를 나타내며, 100~125mg/dL은 당뇨 전단계 상태를 나타낸다.[1] 나이, 비만 및 좌식생활습관이 제2형 당뇨 발생의 주요 위험인자이다. 이들 환자군에서는 심혈관계질환 및 말초혈관질환을 초래하는 죽상경화증의 위험이 증가하며, 콩팥손상, 망막병증 및 신경병증을 포함하는 장기적 합병증이 동반될 수 있다. 신체 활동의 부족은 이들 환자에서의 주요 위험인자이며 쇠약해지거나, 과체중 또는 비만이 되는 것과 밀접한 관계가 있다.[2] 이러한 신체 활동의 결여로 인해 환자의 골격근이 포도당을 사용하는 능력이 감소하며, 만성 염증에 보다 취약하게 되어 이동성이 제한된다. 고혈당의 장기적 조절은 A_1C 검사로 알려진 당화혈색소의 백분률에 의해 평가된다. 혈색소 A_1C 백분률은 환자의 질병 상태를 파악하기 위해 매년 최소 2회 평가되어야 한다.

제2형 당뇨 환자에서의 운동의 효능

보다 나은 혈당 조절

내장지방 감소 및 근육 조직의 증가로 인한 체성분 개선

고지질혈증과 고혈압의 감소

혈관 내막의 변화와 일회 박출량의 증가

심혈관질환의 발생 및 진행 감소

고려해야 할 동반질환

- 이들 환자군에서는 심혈관계 및 말초혈관질환으로 이어지는 죽상경화증의 위험이 증가하며, 콩팥손상, 망막병증 및 신경병증을 포함하는 장기적 합병증이 동반될 수 있다.

환자 검사

환자 검사의 핵심

- 환자가 인슐린 농도와, 인슐린 농도를 조절하기 위해 사용되는 약물의 종류 및 스케줄을 얼마나 잘 조절할 수 있는지를 논의한다.
- 운동 프로그램을 시작하기 전에 전반적인 이동성, 시력 결손 및 선 자세에서의 균형에 대해 검사한다.
- 적절한 지지와 피부 및 발톱의 건강을 확인하기 위해 신발과 발을 검사한다.
- 심장동맥질환과 말초혈관질환의 징후를 파악하기 위해 활력징후와 사지의 순환을 평가한다.
- 자율신경성병증을 동반한 환자는 신체 활동에 따라 혈압이 현저히 상승하거나 감소할 수 있으며, 운동 중에 심혈관계질환이 발생할 위험이 높다.[2]

건강 수준에 대해 권장되는 기초 테스트

- 운동 내성은 트레드밀이나 사이클 에르고미터, 6분 보행 검사를 사용한 점진적인 운동 검사를 통해 평가할 수 있다.
- 큰 근육군의 근력은 웨이트 리프팅이나 1RM 또는 10RM을 사용한 저항성 운동을 통해 평가할 수 있다.
- 독립적으로 유지되는 프로그램까지 진행하기 위해서는 운동 프로그램 전이나 도중에 환자의 자가-효능을 평가한다.[3]

운동 처방 (Exercise Prescription)

종　　류: 유산소(aerobic), 수중(aquatic), 저항성 및 여가 활동
강　　도: 최대심박동수의 60%에서 85%까지 진행
지속시간: 하루 최대 50분
강　　도: 매주 3~7회를 목표로 진행

시작하기

혈당 조절을 개선하고 신체적 건강을 증진시키기 위해 사용되는 여러 유산소 및 저항성 운동을 확인하도록 환자와 상의한다.[4,5] 보행, 트레드밀 보행, 일립티칼 스테퍼, 사이클 에르고미터 및 노젓기 기구는 유산소 운동에 성공적으로 사용되어 왔다.[5-7] 대근육군에 대한 저항성 운동은 손의 무게 또는 저항성 운동 기구를 사용하여 환자로 하여금 운동의 강도를 약간씩 증가시킬 수 있게 한다.[8] 체온 조절 불량으로 인한 합병증의 위험으로 인해, 극단적으로 덥거나 추운 환경에서의 운동 시에는 수분공급 및 사지 보호에 대해 주의해야 한다. 환자는 운동 세션에 대해 혈당이 충분하도록 하기 위해, 운동 전에 음식 및 수분 섭취에 대해 모니터할 필요가 있다. 인슐린 치료를 사용하는 환자는 운동 세션 전과 운동 중에 인슐린 농도를 평가할 필요가 있다.

환자는 "다소 힘든" 수준의 자각 노력 비율을 사용하는 법을 배워서, 이 수준의 운동 강도를 유지할 수 있다. 골격근은 포도당의 사용에 있어서 중요한 조직이기 때문에, 혈당 조절을 위해서는 저항성 운동이 권장된다.[9] 근육의 비대를 유발하기 위해, 중등도에서 고강도 수준을 사용한 저항성 운동 프로그램을 고안한다. 8~10회 반복으로 2~4세트를 시행하고, 세트간에는 1~3분간 휴식하는 운동이 근력을 향상시키고 근육 조직을 증가시키기 위해 권장된다. 환자가 8~10회 반복의 4세트를 모두 시행할 수 있으면, 다음 운동 세션에서는 저항을 5~10파운드 증가시킨다. 저항성 운동 훈련은 매주 3~4회 시행할 수 있다. 넙다리 근육 조직을 증가시키기 위해 넙다리 근육의 편심수축을 유발하는 운동을 처방할 수 있다.[5] 혈당 조절을 유지하면서 다른 건강상의 이득을 가져올 수 있는 변수로, 규칙적인 운동 행동을 개발하도록 환자를 안내한다. 제2형 당뇨를 지닌 환자에서 생활습관 상담, 식이, 약물 및 운동의 요소를 결합하는 장기적인 프로그램을 개발하기 위해 다른 의료진들과 협의한다.

참고문헌 (References)

1. Executive summary: Standards of medical care in diabetes—2009. Diabetes Care 32(Suppl 1):S6-S12, 2009.
2. Sigal RJ, Kenny GP, Wasserman DH, et al. Physical activity/exercise and type 2 diabetes: A consensus statement from the American Diabetes Association. Diabetes Care 29(6):1433-1438, 2006.
3. Korkiakangas EE, Alahuhta MA, Laitinen JH. Barriers to regular exercise among adults at high risk or diagnosed with type 2 diabetes: A systematic review. Health Promotion Int 24(4):416-427, 2009.
4. Thomas DE, Elliott EJ, Naughton GA. Exercise for type 2 diabetes mellitus. Cochrane Database Syst Rev 3:CD002968, 2006
5. Marcus RL, Smith S, Morrell G, et al. Comparison of combined aerobic and high-force eccentric resistance exercise with aerobic exercise only for people with type 2 diabetes mellitus. Phys Ther 88(11):1345-1354, 2008.
6. Di Loreto C, Fanelli C, Lucidi P, et al. Make your diabetic patients walk: Long-term impact of different amounts of physical activity on type 2 diabetes. Diabetes Care 28(6):1295-1302, 2005.
7. Araiza P, Hewes H, Gashetewa C. Efficacy of a pedometer-based physical activity program on parameters of diabetes control in type 2 diabetes mellitus. Metabolism 55(10):1382-1387, 2006.
8. Praet SF, van Loon LJ. Exercise therapy in type 2 diabetes. Acta Diabetol 46(4):263-278, 2009.
9. Weltman NY, Saliba SA, Barrett EJ, et al. The use of exercise in the management of type 1 and type 2 diabetes. Clin Sports Med 28: 423-439, 2009.
10. Taylor JD, Fletcher JP, Tiarks J. Impact of physical therapist–directed exercise counseling combined with fitness center–based exercise training on muscular strength and exercise capacity in people with type 2 diabetes: A randomized clinical trial. Phys Ther 89(9):884-892, 2009.

식사장애 (Eating Disorders)

식사장애의 개요

식사장애는 신경성식욕부진과 거식증, 그리고 폭식을 포함한다.[1] 유전적, 심리적 및 사회적 요인의 조합으로 이들 질환이 유발된다. 영양, 체중 및 근육량의 감소는 지구력 장애를 유발한다. 일부 환자는 체중을 줄이기 위해 운동에 대한 강박이 생기게 되며, 장기적으로는 건강에 유익하지 못하다.[2] 환자는 몸쪽 근위약을 지닐 수 있어 보행 장애와 일상활동 수행 제한이 초래될 수 있다. 지구력의 제한은 각 환자에서의 질환의 전반적 양상 내에서 평가되어야 한다.

고려해야 할 동반질환

- 심장, 내분비 및 위장관계의 합병증이 수분공급 및 전해질 농도의 이상으로 인해 발생한다.

환자 검사

환자 검사의 핵심

- 심폐 합병증과 혈액 및 혈장 농도에 대해 평가를 받았는지 환자에게 묻는다.
- 장기적인 식사장애를 지닌 환자는 뼈밀도 평가를 요할 수 있다.
- 식사장애와 관련되어 건강하지 못한 습관에 대한 지속적인 심리적 및 행동적 상담의 필요성을 고려한다.[3]

건강 수준에 대해 권장되는 기초 테스트

- 환자는 지구력, 몸쪽 근력, 유연성 및 자세에 대해 평가할 수 있다.
- 환자의 운동에 대한 신념과 태도를 파악하여 프로그램을 유지하기 위해 필요한 변수와 보상의 종류를 제공한다.

운동 처방 (Exercise Prescription)

종 류: 유산소(aerobic) 운동을 저항성 운동 및 이완 요법과 결합한다.
강 도: 심박동수 및 자각 노력 수준을 사용한 낮거나 중등도의 강도
지속시간: 15~30분으로 시작
강 도: 매주 3~5회

시작하기

초기 운동 프로그램을 주의 깊게 계획하고 감독하여 환자가 인지행동치료 프로그램에 지속적으로 참여하도록 해야 한다. 환자는 운동 프로그램에 참여하기 위해 영양 및 행동 표준을 준수할 필요가 있다. 유산소 활동, 저항성 운동, 스트레칭 및 이완 요법의 조합은 평생 건강의 강조와 긍정적인 신체 이미지의 고양과 더불어 운동에 대한 균형적 접근을 제공한다.[4] 과도한 운동 습관을 지닌 환자는 프로그램에서의 구체적 상한치를 정할 필요가 있다.[5] 심폐 합병증을 지닌 환자가 처방된 강도 내에서 운동을 수행하는지 확인하기 위해 심박동수와 혈압을 지속적으로 평가할 필요가 있다.

운동에 대한 문서화된 기록은 환자 본인의 능력과 자신감에 대한 이해를 증진시킨다.[5] 유산소 운동은 환자의 최대심박동수의 50~70%로, 45분까지 시행할 수 있다.[4] 환자가 운동 변수에 대해 기록하고 피드백을 주는 것을 돕기 위해, 트레드밀, 사이클 에르고미터 또는 일립티칼 트레이너의 사용이 권장된다.[6] 저항성 운동은 중등도의 강도로 시행할 수 있으며, 좋은 자세와 운동 형태의 유지를 강조한다. 환자는 운동 강도와 지속시간을 스스로 제한하기 위해 피로 및 통증 증상을 모니터할 필요가 있다.

환자는 운동 능력 증가에 대해 자주 보상을 받도록 해야 한다. 운동 프로그램이 환자를 이완시켜 주고, 활기를 불어넣어 준다고 여겨지면, 이를 더욱 진행할 수 있다. 환자가 프로그램에 대해 피로 또는 과도한 불안을 느낀다면, 프로그램을 재평가할 필요가 있다. 운동 프로그램 및 지표에 변화를 주지 않고 유지하려는 환자는 집단 또는 사회적 환경에서 운동을 하도록 권장해야 한다.[6]

참고문헌 (References)

1. National Eating Disorders Association. http://www.nationaleatingdisorders.org/information-resources/general-information.php. Accessed July 9, 2009.
2. Mond JM, Hay PJ, Rodgers B, et al. An update on the definition of "excessive exercise" in eating disorders research. Int J Eating Disorders 39(2):147-153, 2006.
3. Calogero RM, Pedrotty KN. The practice and process of healthy exercise: An investigation of the treatment of exercise abuse in women with eating disorders. Eating Disorders 12(4):273-291, 2004.
4. Hausenblas HA, Cook BJ, Chittester NI. Can exercise treat eating disorders? Exerc Sport Sci Rev. 36(1): 43-47, 2008.
5. Beumont PJ, Arthur B, Russell JD, et al. Excessive physical activity in dieting disorder patients: Proposals for a supervised exercise program. Int J Eating Disorders 15(1):21-36, 1994.
6. Sundgot-Borgen J, Rosenvinge J. Bahr R, et al. The effect of exercise, cognitive therapy, and nutritional counseling in treating bulimia nervosa. Med Sci Sports Exerc 34(2):190-195, 2002.

간질 (Epilepsy)

간질의 개요

이 질환은 재발성 발작을 특징으로 하는 만성질환이다. 발작은 비정상적인 전기 활동의 영향을 받는 뇌의 정도에 따라 부분적 또는 전신적일 수 있다. 발작에 대한 원인은 다양하지만, 간질의 대부분은 원인불명이다. 간질은 직접적으로 지구력 장애를 초래하지는 않지만, 이차 효과 및 약물은 신체 활동 감소와 관련된다. 운동이 발작의 빈도에 긍정적 또는 부정적인 영향을 미치는지는 알려지지 않았다.[1] 개인, 특히 소아에서는 발작이 발생할 때 위험하거나 수치스러울 수 있는 신체적 및 집단 활동을 피한다.[2, 3]

고려해야 할 동반질환

- 증상을 동반한 간질 환자는 신경학적 증상을 보일 수 있어 운동 활동에 참여하기 위한 이동성 및 능력에 심각한 영향을 준다.

환자 검사

환자 검사의 핵심

- 뇌파는 간질의 진단 및 분류에 도움이 된다.
- 환자에게 이동성 제한이나 신체질환의 병력이 있는지 확인한다.
- 신체 활동에 대한 신념과 경험에 대해 환자와 논의한다.

건강 수준에 대해 권장되는 기초 테스트

- 유산소 능력은 보행 및 사이클 에르고미터를 사용한 최대하 검사를 통해 평가할 수 있다.
- 운동 프로그램을 처방하기 전에 자세, 균형 및 유연성에 대한 기초 평가를 시행한다.

운동 처방 (Exercise Prescription)

종　　류: 보행, 자전거타기(bicycling), 웨이트 트레이닝, 수영
강　　도: 중등도에서 고강도
지속시간: 30~50분
강　　도: 매주 3~4회

시작하기

운동으로 유발되는 발작은 상대적으로 드물기 때문에, 간질을 동반한 환자는 대부분의 운동에 참여할 수 있다.[1] 간질 환자는 정상 이하의 건강 수준을 지니는 것으로 나타났기 때문에, 이들 환자에서는 심혈관계 건강을 위한 유산소 훈련과 체중 조절을 흔히 권한다. 간질 환자는 극단적인 상황이 발작에 위험할 수 있기 때문에 이를 피하도록 해야 한다. 고체온은 발작의 발생과 관련이 있기 때문에 고온 및 고습 환경에서의 운동은 피해야 한다. 건강을 증진시키기 위해 다양한 여가 활동과 더불어 저항성 훈련을 시행할 수 있다.[2] 접촉성 스포츠와 충돌 가능성이 있는 스포츠에의 참여는 의사가 제지하여야 한다. 발작 이후에는 수주간 신체적 활동을 피하도록 한다. 환자는 평생 동안의 운동 행동을 개발하기 위해 다른 여러 운동을 시도하도록 권장해야 한다.

참고문헌 (References)

1. Arida RM, Cavalheiro EA, daSilva AC, et al. Physical activity and epilepsy. Sports Med 38(7):607-615, 2008.
2. Wong J, Wirrell E. Physical activity in children/teens with epilepsy compared with that in their siblings without epilepsy. Epilepsia 47(3):631-639, 2006.
3. Nakken KO. Physical exercise in outpatients with epilepsy. Epilepsia 40(5):643-651, 1999.

섬유근육통 (Fibromyalgia)

섬유근육통의 개요

이 질환은 자율신경계의 신경호르몬 기능이상으로 인한 만성근육통 증후군으로 간주된다. 이 전신적 질환을 지닌 환자는 광범위한 통증유발점 또는 유발점을 지니며 만성피로증후군과 관련된 증상을 보일 수 있다.[1] 배제 과정을 통해 진단된 환자는 다른 질환과 감별하기 위해 여러 내분비 및 면역체계 검사를 받아야 할 수 있다. 이들 환자는 우울증에 대한 치료를 받는 경우가 흔하며, 운동 프로그램이 도움이 될 수도 있다.[2] 하지만 미만성의 지속적 통증으로 인해 수행하기 어려운 활동이 많다. 지속적인 증상을 감소시키거나 조절하기 위해 활동을 제한한다.

섬유근육통 환자에 대한 운동 프로그램의 이점

엔돌핀 농도 상승
대사율 증가
수면양상의 개선
코르티졸 농도 상승
지방뺀 조직량 증가
통증 및 피로의 감소

고려해야 할 동반질환

- 우울증 및 다른 기분 장애가 흔히 관찰된다.

환자 검사

환자 검사의 핵심

- 운동 프로그램을 처방하기 전에 환자의 이동성, 자세 및 유연성에 대한 기초 검사를 시행한다.
- 환자는 운동 프로그램을 시작하기 꺼려할 수 있으므로, 운동에 대한 신념 및 경험에 관해 환자와 논의한다. 활동 수준의 증가가 통증의 정도 및 피로의 증가와 관련될 수 있을 가능성에 대해 논의한다.

건강 수준에 대해 권장되는 기초 테스트

- 유산소 건강 및 운동에 대한 내성의 기초 검사로 6분 보행 검사를 권장한다.[3]
- 전반적 통증 평가 척도, 유발점의 수 및 Fibromyalgia Impact Questionnaire를 사용하여 근육 통증 증후군의 기준을 설정한다.[2,4]

운동 처방 (Exercise Prescription)

종 류: 유산소(aerobic) 운동, 수중치료(aquatictherapy), 웨이트 트레이닝
강 도: 매우 낮은 수준에서 시작
지속시간: 2~5분 시행 후 휴식
강 도: 매주 3~4회

시작하기

유산소 운동은 섬유근육통을 지닌 환자에 대한 운동 프로그램의 가장 기본적인 요소로 간주되지만, 근력강화 운동도 신체적 및 정신사회적 변수의 변화에 있어 유사한 효과를 지니는 것으로 나타났다.[5-7] 유산소 운동은 환자의 능력보다 조금 낮은 수준으로 시작하여 점진적으로 진행해야 한다. 환자는 낮은 강도의 2~5분간의 운동으로 시작할 수 있다.[2] 따뜻한 수영장 (> 85°F)에서의 수중 운동이 가장 권장되는 형태의 운동이다. 환자는 tai chi 및 Pilates와 같이 근육 스트레칭 및 동작 치료로 규칙적인 운동 프로그램을 시작하는 것이 좋다.[3, 8] 나이에 따른 최대심박동수의 60~75% 강도로 진행하는 것이 권장되지만, 운동 프로그램의 강도를 결정할 때에는 운동 자각법을 배우도록 한다.[3, 4] 환자가 스스로 강도를 조절할 수 있고, 장기간 운동을 유지할 수 있을 때까지 집단 운동은 피한다.[2] 근력강화 운동은 프리 웨이트, 풀리 시스템 또는 체중과 같은 여러 형태로 시행할 수 있으며, 최소한의 저항으로 5~6회 반복하면서 시작한다. 이들 운동은 초기 근육 통증의 발생을 지연시키기 위해 편심근육수축을 피해야 한다.[5, 6] 환자는 운동 강도를 진행하는 데 준비가 되어 있다는 자가-효능과 더불어 운동의 강도 및 지속기간의 점진적인 증가가 필요하다.

참고문헌 (References)

1. Wolfe F, Smythe HA, Yunus MB, et al. The American College of Rheumatology 1990 criteria for the classification of fibromyalgia: Report of the multicenter criteria committee. Arthritis Rheum 33:160-172, 1990.
2. Gowans SE, deHueck A. Exercise for fibromyalgia: Benefits and practical advice. J Musculoskeletal Med 22:614-622, 2006.
3. Gowans SE, deHueck A. Pool exercise for individuals with fibromyalgia. Curr Opin Rheumatol 19(2): 168-173, 2007.
4. Fibromyalgia Impact Questionnaire. www.myalgia.com/FIQ/fiq.pdf. Accessed November 24, 2009.
5. Busch AJ, Schachter CL, Overend TJ, et al. Exercise for fibromyalgia: A systematic review. J Rheumatol 35(6):1130-1144, 2008.
6. Bircan C, Karasel SA, Akgün B. Effects of muscle strengthening versus aerobic exercise program in fibromyalgia. Rheumatol Int 28(6):527-532, 2008.
7. Brosseau L, Wells GA, Tugwell P, et al. Ottawa Panel evidence-based clinical practice guidelines for aerobic fitness exercises in the management of fibromyalgia: Part 1. Phys Ther 88(7): 857-871, 2008.
8. Altan L, Korkmaz N, Bingol U, et al. Effect of Pilates training on people with fibromyalgia syndrome: A pilot study. Arch Phys Med Rehabil 90(12):1983-1988, 2009.
9. Gowans SE, Dehueck A, Voss S, et al. Six-month and one-year follow-up of 23 weeks of aerobic exercise for individuals with fibromyalgia. Arthritis Rheum 51(6):890-898, 2004.

혈우병 (Hemophilia)

혈우병의 개요

혈우병은 비정상적인 혈장 · 응고 단백으로 인해 유발되는 출혈성질환이다. 혈우병 환자는 출혈 시간이 길어지며, 관절 및 근육으로의 내부적 출혈 위험이 높아진다. 이 질환은 응고 인자의 백분률에 따라 분류된다: 경도는 5~50%; 중등도는 1~5%; 중증은 < 1%. 중등도에서 중증의 혈우병을 지닌 환자는 과도한 출혈을 조절하고 예방하기 위해 응고 인자 교환요법을 필요로 할 수 있다. 혈우병 환자는 반복적인 관절 출혈, 통증 및 관절 운동성의 제한 등의 복합적 요인으로 인해 지구력이 제한될 수 있다. 지구력 제한은 근력, 관절 안정성 및 고유감각의 저하와 관련된다. [1, 2]

고려해야 할 동반질환

- 환자는 수혈로 인해 C형 간염에 걸려서 간질환이 발생할 수 있다.

환자 검사

환자 검사의 핵심

- 관절 출혈에 이차적으로 발생하는 관절 퇴행의 단계는 Arnold-Hilgartner 및 Petterson scales를 사용하여 관절의 방사선 사진을 통해 결정된다.[3]
- 반복적인 출혈로 인해 "목표 관절"이 발생하였는지 환자와 논의하여, 이동성 및 윤활막염의 징후에 대해 주의 깊게 평가할 필요가 있다.

혈우병 관절병증 단계에 대한 Arnold-Hilgartner Criteria

0: 정상 관절
1: 연부조직의 부종, 골격의 이상은 없음
2: 뼈감소증 및 뼈끝의 과성장, 정상 관절 간격
3: 뼈의 윤곽 변화, 연골낭 형성
4: 관절 간격의 협착, 관절 연골 파괴 징후
5: 관절 구조의 심한 붕괴

건강 수준에 대해 권장되는 기초 테스트

- 유산소 건강 검사는 보행 또는 사이클 에르고미터 방법을 사용하여 시행할 수 있다.[4, 5]
- 낙상에 대한 위험 및 관절과 근육군에 과도한 스트레스를 주지 않으면서 움직임을 조절하는 능력에 대해 평가한다.
- 검사를 하거나 새로운 운동 프로그램을 시행하기 전에 응고 인자 교환요법을 할 필요가 있다.[6]

운동 처방 (Exercise Prescription)

종 류: 여가 및 건강 활동[4]
강 도: 중등도 강도, 최대심박동수의 60~80%
지속시간: 30~60분
강 도: 매주 3~5회

시작하기

혈우병 환자는 관절 및 근육의 재발성 출혈 위험을 높이지 않는, 안전하고 적절한 활동을 선택할 필요가 있다.[4] 수영은 출혈 위험이 적고, 사회적 상호작용을 제공하며, 평생 동안 지속할 수 있기 때문에 젊은 사람에게 여가 목적의 수영과 시합에 참여하도록 권장할 수 있다.[2] 일부 젊은 혈우병 환자는 스포츠 및 여가 활동에 대한 참여 제한에 반발하기도 한다.[5]

저항성 운동은 낮은 강도에서 시작해야 하며, 15~20회 반복의 지구력 활동에 중점을 둔다. 환자의 동작과 테크닉을 주의 깊게 모니터하여 관절의 안정성과 동작의 조절을 확인해야 한다. 근육 출혈로 이어질 수 있는 미세외상을 막기 위해 과도한 편심수축 부하는 피해야 한다.[6] 심각한 출혈 후에는 정상적인 동작을 회복하고, 규칙적인 운동 프로그램으로의 복귀 계획을 세우기 위해 물리치료사에게 의뢰가 필요할 수 있다.[6]

참고문헌 (References)

1. Gomis M, Querol F, Gallach JE, et al. Exercise and sport in the treatment of haemophilic patients: A systematic review. Haemophilia 15(1):43-54, 2009.
2. Herbsleb M, Hilberg T. Maximal and submaximal endurance performance in adults with severe haemophilia. Haemophilia 15(1):114-121, 2009.
3. Kilcoyne RF, Nuss R. Radiological assessment of haemophilic arthropathy with emphasis on MRI findings. Haemophilia 9(Suppl 1):57-64, 2003.
4. National Hemophilia Foundation. http://www.hemophilia.org/NHFWeb/Resource/StaticPages/menu0/menu5/menu60/menu112/SportsRatingsActivity.pdf. Accessed November 24, 2009.
5. Mulder K, Cassis F, Seuser DR, et al. Risks and benefits of sports and fitness activities for people with haemophilia. Haemophilia 10(Suppl 4):161-163, 2004.
6. Wittmier K, Mulder K. Enhancing lifestyle for individuals with haemophilia through physical activity and exercise: The role of physiotherapy. Haemophilia 13(Suppl 2):31-37, 2007.

간염 (Hepatitis)

간염의 개요

간염은 바이러스, 화학적 노출, 약물 반응 또는 알코올 남용으로 인한 간 조직의 염증이다. 바이러스성 간염은 다양한 형태로 나타나며 진행한다. 급성 간염은 초기에 피로, 오심, 경도의 발열 및 우상복부 불편감을 초래할 수 있다. 만성 간염은 장기 이식을 요하는 말기 간기능 상실로 이어질 수 있다. 간염 환자는 피로와 관절통으로 인해 정상 활동에 심각한 제한이 생길 수 있다. 급성 간염의 경우 환자는 에너지를 보존해야 하며, 질환이 호전되더라도 환자는 여전히 현저한 피로를 느낄 수 있다.

고려해야 할 동반질환

- 만성 간염은 신경병증, 관절통 및 근육통을 포함한 합병증을 유발할 수 있으며, 류마티스성 질환도 드물게 발생한다.

환자 검사

환자 검사의 핵심

- 혈청에 대한 lab 검사에서 바이러스성 간염을 확인한다.
- 간 조직검사를 통해 질병의 단계를 결정한다.
- 탈수, 부종, 체중 증가 또는 호흡곤란의 징후에 대해 평가한다.

건강 수준에 대해 권장되는 기초 테스트

- 평소의 운동 및 여가 활동으로 복귀하고 싶은 환자는 운동 내성에 대해 평가해야 한다.
- 정상 신경근 기능이 있는지 확인하기 위해 균형 및 협동에 대해 검사한다.
- 이동성 감소를 확인하기 위해 관절 이동성 및 근육 신장성에 대해 평가한다.

운동 처방 (Exercise Prescription)

종　　류: 유산소(aerobic) 및 건강 활동[1]
강　　도: 중등도 강도
지속시간: 30분 이상
강　　도: 매주 3~5회

시작하기

환자는 운동 프로그램에 대한 다양한 개별적 및 집단적 활동을 선택할 수 있으며 다양한 활동을 하도록 권장되어야 한다. 운동의 강도는 심박동수와 자각적 운동 강도를 통해 모니터할 수 있다. 급성간염에서 회복된 환자는 의학적으로 안정화되면 이전의 활동 또는 스포츠를 재개할 수 있다.[2] 간염의 초기 또는 급성기에 있는 환자는 에너지를 보존해야 하며, 정상적인 여가 또는 운동 활동에 참여할 수 없다.[2] 환자는 운동 시간과 강도의 증가를 견딜 수 있게 되면 서서히 진행하여야 한다. 상태가 호전되면 일상활동을 늘리고, 운동 프로그램을 재개할 수 있다. 만성간염 환자는 저 · 중등도 강도의 활동에 참여하도록 해야 한다.[1,2] 만성 C형 간염으로 치료받은 환자를 대상으로 한 연구에서, 유산소 운동을 매주 5일, 8개월간 시행한 후 건강 수준 및 삶의 질이 유의하게 개선되는 것으로 나타났다.[1]

참고문헌 (References)

1. Payen JL, Pillard F, Mascarell V, et al. Is physical activity possible and beneficial for patients with hepatitis C receiving pegylated interferon and ribavirin therapy? Gastroenterol Clin Biol 33(1 Pt 1):8-14, 2009.
2. Harrington DW. Viral hepatitis and exercise. Med Sci Sports Exerc 32(7 Suppl):S422-430, 2000.

고혈압 (Hypertension)

고혈압의 개요

고혈압은 수축기 및 이완기 혈압의 증가가 특징적이다. 고혈압의 가장 흔한 종류는 일차성 또는 원인불명으로 명명된다. 이차성 고혈압은 다양한 질병, 질환 및 외상과 관련된다. National Institutes of Health에서는 수축기 혈압이 140 mmHg를 넘거나, 이완기 혈압이 90 mmHg를 넘는 경우에 고혈압으로 정의한다. 고혈압전단계는 수축기 혈압이 120~139 mmHg이거나 이완기 혈압이 80~89 mmHg로 정의된다.[1] 고혈압의 가장 흔한 원인은 세동맥의 협착으로 인하며, 이는 교감신경계와 콩팥의 레닌 · 안지오텐신계의 지배를 받는다.

비만과 좌식생활습관은 고혈압 발병의 주요 위험인자이다. 고혈압 환자는 활동 시 호흡곤란과 피로 증가로 인해 지구력 감소를 경험한다. 고혈압은 위험인자의 감소 및 약물치료로 조절한다. 혈관확장제는 말초혈관확장을 유발하여 혈압을 감소시키는 약물이다. 베타차단제는 활동에 대한 심박동 반응을 감소시키며, 혈압을 낮추고, 심근의 수축력을 제한한다. 안지오텐신전환효소 억제제와 칼슘채널길항제는 말초혈관저항을 낮추며, 이뇨제는 혈액량을 조절한다.

운동 프로그램에 의해 영향을 받을 수 있는 고혈압의 위험인자

비만의 위험 감소	좌식생활습관의 감소
스트레스 수준의 감소	보다 나은 당뇨의 조절

고려해야 할 동반질환

- 고혈압은 여러 장기에 영향을 미치며, 죽상경화증의 위험을 높여서 심장 및 뇌 조직에 손상을 줄 수 있다.

환자 검사

환자 검사의 핵심

- 고혈압 환자는 혈구 수치, 혈당, 혈청 칼륨 농도 및 콜레스테롤 농도에 대한 측정과 심전도 검사를 정기적으로 시행해야 한다.
- 환자에게 고혈압을 조절하기 위해 사용하는 약물치료의 종류와 용법에 관해 묻는다.
- 운동 세션 도중 및 운동 세션 후에는 심박동수와 혈압을 자주 모니터링한다.

건강 수준에 대해 권장되는 기초 테스트

- 보행 또는 사이클 에르고미터 검사를 시행하여 유산소 능력과 운동 내성을 평가한다.
- 저항성 운동을 처방하기 전에 사지의 이동성 및 근력 수준을 평가한다.

운동 처방 (Exercise Prescription)

종 류: 보행, 달리기, 자전거타기(cycling), 웨이트 트레이닝[2-5]

강 도: 중등도 강도, 최대 유산소 능력의 40~60%로 시작[2]

지속시간: 30분

강 도: 매주 5회

시작하기

환자는 운동 세션 중에 최소 10분간의 준비운동과 정리운동이 필요하다. 고혈압 조절을 위해 다른 종류의 약물이 사용되기 때문에, 심박동수의 증가는 운동 강도를 측정하는 유일한 잣대로 권장되지는 않는다. 자각적 운동 강도는 칼슘채널길항제와 베타차단제를 사용하는 환자에서 운동 강도를 조절하는 데 가장 적합하다.[4] 환자는 운동 활동의 지속시간과 빈도를 증가시키기 위해 운동 습관을 형성해야 한다. 과도한 발한과 혈관 확장은 혈액량과 혈압에 영향을 미치기 때문에, 매우 더운 환경에서 운동하지는 말아야 한다. 운동 세션의 중단 기준으로는 두통, 홍조, 사지의 저린감, 호흡곤란 증가, 가슴통증 및 혼돈이 발생하는 경우이다. 저항성 훈련은 이완기 혈압을 낮추기 위해 낮은 강도, 많은 반복으로 시행할 수 있다.[3] 심한 저항성 운동과 등척성 수축은 혈압을 위험한 수준까지 높일 위험으로 인해 이들 환자에서는 금기이다.

환자는 혈압에 대해 지속적인 효과를 얻기 위해서는 최소 6개월 동안 운동 프로그램을 유지해야 한다. 비만 및 다른 위험인자를 지닌 환자에서 규칙적인 유산소 운동으로 이들 위험인자를 감소시킬 수 있다. 운동 시합이나 여가 스포츠에 참여하는 고혈압 환자는 ACE 억제제와 칼슘채널길항제를 사용하여 높은 수준까지 운동할 수 있다.[2]

참고문헌 (References)

1. National Heart Lung Blood Institute. http://www.nhlbi.nih.gov/health/dci/Diseases/Hbp/HBP_WhatIs.htm Accessed November 5, 2009.
2. Pescatello LS, Franklin BA, Fagard R, et al. American College of Sports Medicine position stand: Exercise and hypertension. Med Sci Sports Exerc 36(3):533-553, 2004.
3. Fagard RH. Exercise is good for your blood pressure: Effects of endurance training and resistance training. Clin Exp Pharmacol Physiol 33(9):853-856, 2006.
4. Whelton SP, Chin A, Xin X, et al. Effect of aerobic exercise on blood pressure: A meta-analysis of randomized, controlled trials. Ann Intern Med 136(7):493-503, 2002.
5. Calhoun DA, Jones D, Textor S, et al. Resistant hypertension: Diagnosis, evaluation, and treatment. Circulation 117(25):510-526, 2008.

갑상샘항진증 (Hyperthyroidism)

갑상샘항진증의 개요

갑상샘항진증은 전반적인 대사 증진 및 교감신경계 활동 증가를 유발한다. 그레이브스병은 갑상샘항진증의 가장 흔한 형태이다. 체중감소, 떨림, 심장 두근거림, 발한 및 열과민증의 양상이 나타날 수 있다. 이 질환은 대사율과 산소소모를 증가시켜, 산소공급량의 증가 및 골격근에서의 대사산물 제거를 요한다.[1] 갑상샘항진증은 운동 프로그램 중에 근육 글리코겐에 과도하게 의존하게 할 수 있다.[2] 이 질환으로 인해 관절통이 발생한 환자는 통증을 조절하기 위해 일상 활동을 현저하게 줄일 수 있다. 중증의 갑상샘항진증에서는 몸쪽 근육 및 호흡근육의 근육병이 초래될 수 있다. 치료를 하면 대개 갑상샘 호르몬 생성이 저하되어 합성 갑상샘 호르몬 복용을 요하게 된다.

고려해야 할 동반질환

- 만성 갑상샘항진증은 관절주위염, 근육병 및 심장기능 감소를 초래할 수 있다.

환자 검사

환자 검사의 핵심

- 환자는 갑상샘 자극 호르몬, 갑상샘 호르몬의 혈중 농도와 방사성요오드섭취율에 대한 검사를 시행한다.
- 환자는 안정 시 및 운동 시에 빠른맥과 비정상적인 수축기 및 이완기 혈압을 지닐 수 있으므로 심박동수와 혈압을 주의 깊게 평가한다.[1]
- 갑상샘 호르몬의 생성을 조절하기 위해 사용하는 약제에 관하여 묻는다.

건강 수준에 대해 권장되는 기초 테스트

- 트레드밀 또는 사이클 에르고미터를 통해 유산소 기능을 평가한다.
- 힘 측정계와 1RM 검사를 통해 몸쪽 근력을 평가한다.[3]
- 전체 체중에 대한 지방을 뺀 체중의 관계에 관하여 체성분을 파악한다.

운동 처방 (Exercise Prescription)

종　　류: 보행, 웨이트 트레이닝 프로그램
강　　도: 1RM의 60~80%로 8~10회 반복
지속시간: 15~30분
강　　도: 매주 2~3회

시작하기

중증의 갑상샘항진증을 동반한 환자는 정상 수준의 근력과 근육량을 회복하기 위해 저항성 운동 프로그램이 필요하다.[3] 잘 조절된 질환을 지닌 환자는 본인이 선택한 운동 및 여가 프로그램에 참여할 수 있다. 운동 활동 중에 환자는 과도한 발한, 근육경련, 오심, 사지의 저림 및 실신과 같은 열과민증의 징후에 대해 규칙적으로 평가해야 한다. 갑상샘항진증에 대해 치료를 받는 환자에서 저항성 운동 프로그램을 매주 2회, 16주간 시행하면, 근력과 근육량이 유의하게 증가한다.[1] 질환이 잘 조절되는 환자는 근력을 유지하고 심장질환 발생의 위험을 낮추기 위해 매주 3~5회, 최소 30분간의 운동 프로그램을 유지하도록 권장해야 한다.[4] 이 질환을 지닌 환자는 운동 프로그램이 피로 수준이나 열과민증을 높이거나 관절 통증을 유발하지 않는다면, 저항성 운동 프로그램을 증가시킬 수 있다.

참고문헌 (References)

1. Kahaly GJ, Kampmann C, Mohr-Kahaly S. Cardiovascular hemodynamics and exercise tolerance in thyroid disease. Thyroid 12(6):473-481, 2002.
2. McAllister RM, Delp MD, Laughlin MH. Thyroid status and exercise tolerance: Cardiovascular and metabolic considerations. Sports Med 20(3):189-198, 1995.
3. Bousquet-Santos K, Vaisman M, Barreto ND, et al. Resistance training improves muscle function and body composition in patients with hyperthyroidism. Arch Phys Med Rehabil 87(8):1123-1130, 2006.
4. Merucuro G, Panzuto MG, Bina A, et al. Cardiac function, physical exercise capacity, and quality of life during long-term thyrotropin-suppressive therapy with levotyroxine: Effect of individual dose tailoring. Clin Endocrin Metab 85(1):159-164, 2000.

갑상샘저하증 (Hypothyroidism)

갑상샘저하증의 개요

갑상샘저하증은 주로 갑상샘의 합성 및 크기 감소로 인한 갑상샘 호르몬의 결핍이다. 갑상샘 호르몬의 결핍은 여러 계통에 영향을 미쳐 대사 지연, 근위약, 죽상경화증의 진행 및 정신기능의 저하를 초래할 수 있다. 환자는 갑상샘 호르몬 농도가 정상 범위에 있더라도 준임상적 갑상샘저하증을 지닐 수 있다.[1] 이 질환은 합성 갑상샘 호르몬의 투여로 회복될 수 있다. 갑상샘 호르몬 농도의 감소는 심혈관계의 결합 조직에 영향을 미쳐 심장박출량 감소, 심박동수 저하 및 말초순환 감소를 초래한다.[1,2] 몸쪽 근위약은 강직, 근육통 및 유발점과 더불어 일상 활동을 완수하기 어렵게 만든다.

운동 내성에 영향을 미치는 전신적 증상

중추신경계: 피로 및 두통

심혈관계: 심장기능상실, 협심증, 말초순환장애, 호흡곤란

근골격계: 몸쪽 근위약, 근육통, 관절 부종

위장관계: 체중 증가, 영양분 흡수 저하

고려해야 할 동반질환

- 합성 갑상샘 호르몬의 장기적 사용은 심장 기능과 운동 내성을 제한할 수 있다.[3]

환자 검사

환자 검사의 핵심

- 갑상샘자극 호르몬과 티록신(T_4)의 농도에 대한 lab 검사를 환자에게 확인한다. 갑상샘저하증에서는 혈청 콜레스테롤과 중성지방 수치가 유의하게 상승할 수 있다.
- 활력징후를 측정하고, 환자가 최근에 갑상샘저하증으로 진단된 경우에는 협심증을 동반하거나 동반하지 않은 죽상경화증을 지닐 수 있으므로 울혈성심장기능상실의 징후를 찾는다. 합성 호르몬의 투여는 심근 활동을 증가시켜 협심증 증상을 악화시킬 수 있다.

건강 수준에 대해 권장되는 기초 테스트

- 유산소 건강 및 근력 검사는 매우 낮은 강도로 시작해야 하며, 환자의 증상 및 활동에 대한 내성을 모니터링해야 한다.
- 운동 프로그램을 시작하기 위해 환자의 준비상태를 검사한다.

운동 처방 (Exercise Prescription)

종　　류: 보행, 자전거타기(cycling)
강　　도: 낮은 수준; 최대심박동수의 50%로 시작
지속시간: 짧은 기간, 규칙적인 활력징후 평가를 동반
강　　도: 매주 5~7회

시작하기

유산소 운동은 독립적인 운동 프로그램을 장기적으로 할 수 있도록 선택해야 한다. 규칙적인 운동 프로그램을 시작하기 전에 근육통과 유발점에 대한 치료가 필요하다. 심한 근육 및 관절 통증을 호소하는 환자는 동작을 재개하고 활동 수준을 높이기 위한 중재만을 견딜 수 있을 것이다. 운동으로 유발된 근육통은 횡문근융해의 전조 증상이 될 수 있으며, 이는 추가적인 근육 파괴와 콩팥기능상실을 초래한다. 근력강화 활동은 낮은 강도로 시작해야 하며, 많은 반복(15~20회), 전 범위에서의 동작 및 적절한 자세를 강조한다. 운동 프로그램의 점진적인 진행은 환자로 하여금 운동 내성을 향상시키도록 하며, 심혈관기능 및 근력을 유지하기 위한 조직 적응을 가능하게 한다. 심장질환의 진행을 막기 위해 스스로 선택한 신체 활동 및 운동을 평생 동안 지속할 필요성에 대해 환자가 이해할 수 있도록 돕는 데 있어 교육이 중요하다.

참고문헌 (References)

1. Ochs N, Auer R, Bauer DC, et al. Meta-analysis: Subclinical thyroid dysfunction and the risk for coronary heart disease and mortality. Ann Intern Med 148(11):832-845, 2008.
2. Biondi B, Klein I. Hypothyroidism as a risk factor for cardiovascular disease. Endocrine 24(1):1-13, 2004.
3. Salerno M, Oliviero U, Lettiero T, et al. Long-term cardiovascular effects of levothyroxine therapy in young adults with congenital hypothyroidism. J Clin Endocrinol Metab 93(7):2486-2491, 2008.

염증창자질환 [Inflammatory Bowel Disease(IBD)]

염증창자질환의 개요

크론병과 궤양잘록창자염은 장에 발생하는 두 가지의 흔한 염증성질환이다. 크론병은 장의 일부를 침범하며, 악화와 완화를 특징으로 한다. 궤양잘록창자염은 잘록창자 전체를 침범할 수 있으며, 지속적으로 설사와 출혈을 유발한다. 두 질환은 모두 유전적 및 면역학적 원인을 지니며, 대개 젊은 성인에서 발생한다. 이들 질환을 지닌 환자는 피로와 영양실조의 지속적인 문제로 인해 지구력이 제한될 수 있다. 복통 및 관절통은 환자가 규칙적인 운동 프로그램에 참여하는 것을 제한할 수 있다.[1,2] 운동이 염증창자질환의 경과에 미치는 영향은 명확하게 결정되지 않았다.

고려해야 할 동반질환

- 이들 질환은 뼈엉성증, 관절통 및 염증성질환과 관련되지만, 특정 형태의 관절염이 특징적이지는 않다.

환자 검사

환자 검사의 핵심

- 이들 질환은 여러 영상 검사와 소화기 내시경 검사를 요한다.
- 뼈밀도의 측정은 지속적인 증상을 호소하는 환자에서 적절하다.[1]

건강 수준에 대해 권장되는 기초 테스트

- 보행 또는 정적 자전거타기를 이용한 유산소 건강 검사가 가장 적절한 평가 방법이다.[2]
- 환자가 운동 프로그램에 저항성 운동을 추가하기를 원하는 경우에는 저항성 근력 검사도 시행할 수 있다.
- 관절통 및 강직척추염의 병력을 지닌 환자에서는 척추 및 사지의 관절운동범위와 근력을 평가한다.

운동 처방 (Exercise Prescription)

종　　류: 보행, 자전거타기(cycling), 웨이트 트레이닝[1, 3]
강　　도: 낮은 강도 또는 자가-속도 보행으로 시작
지속시간: 30분
강　　도: 매주 3회

시작하기

염증창자질환을 지닌 환자는 악화시기를 겪을 수 있으며, 이 경우에는 운동 프로그램에 참여를 못하거나 제한될 수 있다. 악화기간 중에, 환자는 낮 동안 에너지를 보존하고 장 운동성을 감소시키기 위해 간헐적으로 휴식이 필요할 수 있다.[1] 염증창자질환을 지닌 환자는 작업 능력이 과대평가될 경우 과잉노력의 위험이 있다.[3] 환자는 프로그램을 진행하면서 다른 유산소 및 저항성 운동을 추가할 수 있다. 특히 하지에서의 저항성 운동은 쪼그려뛰기, 스텝핑 및 런지 운동을 포함하며, 이들은 일상활동에 대한 내성을 향상시키는 데 유용하다.[4] 염증창자질환을 지닌 환자는 저강도의 여가 활동에 참여하고, 낮거나 중등도의 강도로 유산소 및 저항성 운동을 유지하면서, 운동 지속시간과 빈도를 늘리도록 권장해야 한다. 중등도에서 광범위한 결장 제거를 시행한 환자에서는 모든 고강도 운동을 제한해야 한다.[5]

참고문헌 (References)

1. Neeraj N, Fedorak RN. Exercise and inflammatory bowel disease. Can J Gastroenterol 22(5):497–504, 2008.
2. Ng V, Millard W, Lebrun C. Exercise and Crohn's disease: Speculations on potential benefits. Can J Gastroenterol 20(10):657-660, 2006.
3. Ng V, Millard W, Lebrun C. Low-intensity exercise improves quality of life in patients with Crohn's disease. Clin J Sport Med 17(5):384-388, 2007.
4. Wiroth JB, Filippi J, Schneider SM, et al. Muscle performance in patients with Crohn's disease in clinical remission. Inflamm Bowel Dis 11(3):296-303, 2005.
5. Brevinge H, Berglund B, Bosaeus I. Exercise capacity in patients undergoing proctocolectomy and small bowel resection for Crohn's disease. Br J Surg 82(8):1040-1045, 1995.

전신홍반루푸스 [Lupus, Systemic Erythematosus(SLE)]

전신홍반루푸스의 개요

전신홍반루푸스는 만성 염증성 자가면역질환으로 신체 모든 부위를 침범할 수 있다. 항체의 체내 생성은 면역 반응을 억제하고 조직을 파괴한다. 전신홍반루푸스 환자는 대개 만성피로, 비만 및 허혈심장병의 병력을 지닌다.[1] 이들은 다양한 징후 및 증상을 보이며, 이를 모니터하기 위해 여러 가지 검사가 필요하다. 이들 환자는 만성피로와 수면 장애를 지닐 수 있어서, 통증과 위약이 활동을 제한하지 않더라도 휴식을 취하려는 경향이 있다. 활동 제한과 심혈관계 변화로 인해 지구력 저하가 발생할 수 있다.[1] 콩팥 문제로 인해 고혈압과 사지 부종이 유발될 수 있다.

고려해야 할 동반질환

- 환자는 심혈관질환, 관절통, 신경병증 및 만성피로가 발생할 수 있다.

환자 검사

환자 검사의 핵심

- 운동 프로그램을 시작할 때에는 심박동수, 혈압 및 호흡수를 규칙적으로 평가한다.

건강 수준에 대해 권장되는 기초 테스트

- 보행 검사를 통해 유산소 능력을 평가한다.
- Fatigue Severity Score 또는 visual analog scale을 통해 피로를 측정한다.[2]

운동 처방 (Exercise Prescription)

종 류: 보행, 트레드밀 보행(treadmill walking), 정적 자전거타기(stationary cycling) 및 수영[1, 3]
강 도: 낮은 강도로 시작
지속시간: 20~30분
강 도: 매주 3회

시작하기

유산소 운동은 치료 세션 기간 증가를 통해 진행할 수 있으며, 이는 환자의 운동 활동에 대한 내성을 향상시키고 일상 활동에 대한 내성 향상을 유발할 수 있다.[1] 심한 증상을 보이거나 전신홍반루푸스의 악화를 나타내는 환자는 에너지를 보존하기 위해 활동의 페이스를 조절할 필요가 있으며, 일관적인 운동 프로그램을 유지하지는 못할 수 있다. 전신홍반루푸스 환자는 광선민감도를 보일 수 있어서 실외에서의 운동 프로그램이 제한되거나 배제될 수 있다. 신경정신적 증상을 보이는 환자는 인지기능이상에 대해 모니터하여야 하며, 발작에 대한 주의를 요할 수 있다. 유산소 활동을 최대심박동수의 70~80%로, 30~40분간 매주 3회 시행하는 것은 유산소 능력, 운동 내성 및 삶의 질을 유의하게 향상시키는 것으로 나타났다.[4] 심박동수 모니터는 환자가 충분한 운동 강도를 유지하고 있는지를 확인하기 위해 권장된다. 수영 또는 수중 운동은 충분한 운동 강도를 확인하기 위해 주기적인 심박동수 측정을 요한다. 저항성 운동은 위약으로 인해 일상 활동이 제한되는 근육군을 사용하여, 낮은 무게로 12회 반복의 2~3세트를 시행할 수 있다.

참고문헌 (References)

1. Ayan C, Martin V. Systemic lupus erythematosus and exercise. Lupus 16:5-9, 2007.
2. Tench CM, McCarthy J, McCurdie I, et al. Fatigue in systemic lupus erythematosus: A randomized controlled trial of exercise. Rheumatology (Oxford) 42(9):1050-1054, 2003.
3. Strömbeck B, Jacobsson LT.The role of exercise in the rehabilitation of patients with systemic lupus erythematosus and patients with primary Sjögren's syndrome. Curr Opin Rheumatol 19(2):197-203, 2007.
4. Carvalho MR, Sato EI, Tebexreni AS, et al. Effects of supervised cardiovascular training program on exercise tolerance, aerobic capacity, and quality of life in patient with systemic lupus erythematosus. Arthritis Rheum 53(6):838-844, 2005.

림프부종 (Lymphedema)

림프부종의 개요

이 질환은 대개 림프계가 림프액의 정상적인 흐름을 유지하는 능력이 감소될 때 발생한다. 림프부종의 가장 흔한 원인은 암의 치료에 대한 침습적 시술 및 수술적 조직 제거이다. 중증도는 세 단계로 진행한다(다음 내용 참조). 이 질환을 지닌 환자는 환측 사지를 정상적으로 사용할 수 없으며, 일상 활동과 여가 활동에의 참여가 제한된다.[1] 진행된 림프부종을 지닌 환자는 포괄적인 치료 프로그램을 필요로 할 수 있다.

림프부종의 단계

1단계: 사지에서 오목부종이 발생하며, 사지를 올리는 경우 가역적임.

2단계: 비가역적인 부종으로 결합조직의 섬유화를 동반함.

3단계: 환측 사지 전반에 걸친 심한 섬유성 부종과 위축성 변화

고려해야 할 동반질환

- 암 치료로 인해 이차적으로 이 질환이 발생한 환자는 심한 피로로 인해 활동 수준이 제한될 수 있다.

환자 검사

환자 검사의 핵심

- 둘레 측정 및 물 용적측정계를 통해 사지의 크기를 측정할 수 있다.
- 심박동수와 혈압은 수분의 변화가 심혈관계에 미치는 영향을 평가하는 데 중요하다.
- 림프액 흐름을 방해하는 다른 원인이 있는지 확인하기 위해 영상검사를 시행하거나 말초림프 기능을 측정하기 위해 방사선추적자를 사용한 림프신티그라피를 시행할 수 있다.
- 반복적인 동작은 피부에 스트레스를 가할 수 있으므로 피부 파괴의 징후를 검사한다.

건강 수준에 대해 권장되는 기초 테스트

- 운동 내성은 팔 에르고미터 검사 또는 단기간의 보행 검사를 통해 평가할 수 있다.
- 환자가 사지를 독립적으로 지지할 수 없으며, 사지에 과도한 압력이 가해지는 것을 피해야 하기 때문에, 환측 사지의 근력 평가는 어려울 수 있다.

운동 처방 (Exercise Prescription)

종 류: 보행, 팔(상지) 에르고미터(arm ergometry), 웨이트 트레이닝[2-4]
강 도: 낮은 강도로 시작
지속시간: 단기간 시행하고 휴식을 취함
강 도: 매주 3~5회

시작하기

운동 프로그램은 환자의 내과적 치료의 다른 부분과 잘 협조되어야 할 필요가 있다. 암에 대한 치료, 특히 유방절제술을 시행한 환자는 환측 상지의 사용을 제한하도록 상담할 수 있으며, 환측 사지의 과사용에 대한 두려움이 상태를 악화시킬 수도 있다. 운동은 환자의 상태에 부정적인 영향을 끼칠 가능성이 있으며, 주의 깊게 처방하고 모니터해야 한다. 상지 림프부종 환자에서 권장되는 프로그램은 상지 및 하지의 웨이트 트레이닝 운동 서킷과 더불어 팔 에르고미터(arm ergometry)를 사용한 유산소 운동을 포함한다.[1-6] 환자는 질환에 대한 다른 종류의 치료를 받는다면, 운동 프로그램 중에 압박 소매를 착용할 필요가 있을 수 있다.[7] 하지 림프부종 환자에서의 운동 프로그램은 기술되지 않았다.

0.5~1 파운드로 시작하는 손의 무게를 사용한 팔(상지) 운동이 권장된다. 운동 프로그램은 손의 무게와 팔다리(상하지)에 대한 다양한 저항 기구를 사용하여, 10회 반복의 3세트로 중등도의 강도까지 대개 진행한다.[3,4,6,7] 권장되는 순서로는 몸쪽 근육군으로 시작하여 이후 먼쪽 사지 동작으로 진행한다. 팔 자전거를 사용한 유산소 지구력은 낮은 부하로 1분 동안 시작하여, 25 watts까지의 부하로 20분까지 진행하는 것으로 처방한다.[3] 중등도 강도 (최대심박동수의 60~75%)의 보행, 조깅, 자전거타기 및 수영은 저항성 운동에 보조적으로 사용되어졌다. 환자는 사지 크기 측정에 긍정적 또는 부정적 영향을 미치는지에 대해, 처방된 운동 프로그램에 대한 내성에 대해 매주 재평가해야 한다. 환자는 심혈관 건강에 대해 규칙적인 운동 프로그램을 유지하고, 환측 사지의 림프 기능 회복을 유지하도록 격려해야 한다.

참고문헌 (References)

1. Hayes SC, Reul-Hirche H, Turner J. Exercise and secondary lymphedema: Safety, potential benefits, and research issues. Med Sci Sports Exerc 41(3):483-489, 2009.
2. Sagen A, Kåresen R, Risberg MA. Physical activity for the affected limb and arm lymphedema after breast cancer surgery: A prospective, randomized controlled trial with two years follow-up. Acta Oncol Jun 23:1-9, 2009.
3. McKenzie DC, Kalda AL. Effect of upper extremity exercise on secondary lymphedema in breast cancer patients: A pilot study. J Clin Oncol 21(3):463-466, 2003.
4. Ahmed RL, Thomas W, Yee D, et al. Randomized controlled trial of weight training and lymphedema in breast cancer survivors. J Clin Oncol 24(18):2765-2772, 2006.
5. Bicego D, Brown K, Ruddick M, et al. Exercise for women with or at risk for breast cancer-related lymphedema. Phys Ther 86(10):1398-1405, 2006.
6. Schmitz KH, Ahmed RL, Troxel A, et al. Weight-lifting in women with breast-cancer–related lymphedema. N Engl J Med 361(7):664-673, 2009.
7. Johansson K, Tibe K, Weibull A, et al. Low-intensity resistance exercise for breast cancer patients with arm lymphedema with or without compression sleeve. Lymphology 38(4):167-180, 2005.

대사증후군 (Metabolic Syndrome)

대사증후군의 개요

대사증후군은 중심성 비만과 관련된 여러 인자의 집합이다. 중심성 비만은 허리둘레가 남성의 경우 ≥94cm, 여성의 경우 >80cm 인 경우를 말한다. 대사증후군은 다음 중 두 가지 소견에 의해서도 결정될 수 있다: 중성지방의 상승, 고밀도지질단백질 콜레스테롤 감소, 혈압 상승 및 금식 시 혈당 상승 또는 제2형 당뇨.[1,2] 이 증후군의 임상적 치료는 위험인자, 특히 죽상경화증의 조절에 중점을 둔다. 대사증후군을 지닌 환자는 지구력 저하를 보이며, 주로 좌식생활습관과 관련된다. 지구력 저하는 심혈관계질환 및 제2형 당뇨와 관련된 합병증 발생으로 인해 악화된다. 심혈관계질환 또는 제2형 당뇨의 예방 및 치료 목적으로 약물을 복용하는 환자는 이들 약제의 효과에 대해 정기적으로 평가할 필요가 있다.

대사증후군의 치료에 대한 임상적 목표

심혈관계질환을 예방	제2형 당뇨의 예방/치료
신체 활동의 증가	포화지방 및 콜레스테롤 섭취 감소
저밀도지질단백질 콜레스테롤 농도 감소	혈압 상승의 감소

고려해야 할 동반질환

- 대사증후군을 지닌 환자는 심혈관계질환 및 제2형 당뇨에 대한 위험이 높다.

환자 검사

환자 검사의 핵심

- 환자는 규칙적인 검사를 통해 혈압, 식전 혈당 및 지질 농도를 평가할 필요가 있다.
- 운동 프로그램을 시작하기를 꺼려하도록 하는 이전의 경험, 신념 및 다른 상태에 관해 환자와 논의한다.

건강 수준에 대해 권장되는 기초 테스트

- 환자의 기능적 상태에 따라 0.5마일 보행, 6분 보행 또는 10미터 보행을 통해 지구력을 평가한다.[3]
- 체성분 평가를 위해 체질량지수와 허리둘레를 파악한다.[3]
- 운동 프로그램을 시작할 때에는 환자의 심박동수, 혈압 및 자각적 운동 강도에 대해 규칙적으로 평가해야 한다.

운동 처방 (Exercise Prescription)

종 류: 보행, 수중(aquatic) 운동, 웨이트 트레이닝
강 도: 최대치의 40~70%[3, 4]
지속시간: 15~20분으로 시작하여 60분까지 진행
강 도: 매주 5~7일

시작하기

보행은 시작하고 유지하기가 가장 용이한 운동이다. 환자는 보행계수기를 사용하여 일상 활동 수준을 평가하고, 심장박출량을 증가시키기 위해 하루 동안 걷기를 장려하도록 한다. 이들 환자에 있어서 치료 협조도를 높이고 과사용을 막기 위해 다양한 형태의 유산소 운동이 권장된다. 병적 비만을 지닌 환자는 수중 운동을 이용한 운동 프로그램으로 시작하는 것이 가장 좋을 수 있다. 저항성 운동 훈련도 인슐린 감수성을 개선하고, 복부 지방 조직의 대사를 증진시킬 수 있기 때문에 이들 환자에서 권장된다.[5] 매주 총 150~250분의 신체 활동 또는 적절한 칼로리 섭취와 더불어 1500~1800kcal의 신체적 활동은 체중 감량을 가져올 수 있다.[6] 운동 프로그램의 이점에 대해 지속적으로 상담하고, 이들 환자가 자신의 운동 프로그램을 고안하도록 돕는다. 환자는 체중 감량을 증진하고 심혈관계 및 대사질환의 위험을 낮출 수 있는 수준까지 허리둘레를 줄이기 위해, 운동 프로그램의 기간과 빈도를 점차 늘려야 한다. 체중 감량을 유지하기 위해서는 매주 최소 5일간, 30분 동안의 규칙적인 운동 프로그램을 유지하도록 환자를 격려해야 한다.

참고문헌 (References)

1. Alberti KG, Zimmet P, Shaw J. The metabolic syndrome, a new worldwide definition. Lancet 366: 1059-1062, 2005.
2. American Heart Association—Metabolic Syndrome. http://www.americanheart.org/presenter.jhtml?identifier=4756. Accessed July 3, 2009.
3. Humphrey R, Tepper SH. Prevention and wellness: Practical strategies in clinical practice to management diabetic risk and metabolic syndrome. PT 2009: Annual Conference and Exposition, Baltimore.
4. ACSM Guidelines for Exercise Testing and Prescription, 7th ed Baltimore, Williams & Wilkins: 2005.
5. Tresierras MA, Balady GJ. Resistance training in the treatment of diabetes and obesity: Mechanisms and outcomes. J Cardiopul Rehabil Prev 29(2):67-75, 2009.
6. Donnelly JE, Blair SN, Jakicic JM, et al. American College of Sports Medicine position stand: Appropriate physical activity intervention strategies for weight loss and prevention of weight regain for adults. Med Sci Sports Exerc 41(2):459-471, 2009.

다발경화증 [Multiple Sclerosis(MS)]

다발경화증의 개요

다발경화증은 중추신경계에 경화성 판이 생겨서 신경전달을 차단하거나 지연시키게 되는 것을 특징으로 한다. 다발경화증은 증상 악화 기간을 거쳐 회복기가 뒤따른다. 질병의 진행 양상에 따라 네 종류의 아형이 존재한다. 초기 증상은 감각 변화, 시각 장애, 근위약 및 균형 장애이다. 다발경화증은 증상의 임상적 양상과 중추신경계 MRI 상에서의 병변 확인을 토대로 진단한다. 다발경화증 환자는 피로 및 위약 증가와 관련되며, 이로 인해 일상 활동이 제한된다. 활동 저하는 유산소 능력의 감소, 근력의 감소, 피로 증가 및 최대 보행 속도 감소와 관련된다.[1]

고려해야 할 동반질환

- 질병 과정이 진행되면 감각 결손, 동작 시 협조 및 균형 저하가 발생한다.

환자 검사

환자 검사의 핵심

- 중추신경계의 MRI는 경화성 판의 위치와 정도를 확인할 수 있어서, 질병의 중등도와 진행을 이해하는 데 도움이 될 수 있다.
- 운동을 시작하기 전에 피로 수준을 정하고, 운동 강도와 시간을 처방할 때 지속적으로 평가한다.
- Kurtzke Expanded Disability Status Scale을 사용하여 질병의 진행 및 기능적 향상의 예후를 파악한다.[2]

건강 수준에 대해 권장되는 기초 테스트

- 10미터 및 6분 보행은 환자의 이동성과 지구력을 평가하는 데 사용된다.[1]
- 근력의 등척성 검사 및 기능적 평가는 근력의 기준점을 결정하는 데 사용될 수 있다.[3, 4] 환자의 전반적인 이동성과 활동을 평가하여 동작의 양과 질을 결정한다.

운동 처방 (Exercise Prescription)

종 류: 보행, 사이클 에르고미터(cycle ergometry) 및 수중 운동
강 도: 최대 VO_2의 50~70% 또는 최대심박동수의 60~80%로 시작
지속시간: 10~20분
강 도: 매주 2~3세션(sessions)

시작하기

지구력과 저항성 훈련의 조합이 권장된다. 지구력 훈련은 최소에서 중등도의 장애 수준을 지닌 환자에서 적절하다.[1-5] 장애가 없는 환자는 도로 달리기, 자전거타기 및 여가 활동에 참가할 수 있다. 다수의 환자는 열과민증을 보이기 때문에 운동 환경을 조절해야 한다. 훈련은 기준 검사와 환자의 피로 수준 조절에 따라 지속기간과 빈도를 증가시켜야 한다.

웨이트 트레이닝 장비를 사용한 저항성 훈련, 특히 하지의 경우가 운동 프로그램을 시작할 때 권장된다.[1] 상지 및 하지의 5~8가지 저항성 운동 서킷을 15회 반복할 수 있는 강도로 1~3세트가 권장된다.[1, 4] 하지 근육군이 흔히 침범되며, 근력 향상이 활동 증진과 연관되기 때문에, 이들의 운동을 강조해야 한다. 운동은 매주 2~3회 시행할 수 있으며, 지구력 활동과 병행할 수 있다.

참고문헌 (References)

1. Dalgas U, Ingemann-Hansen T, Stenager E. Physical exercise and MS recommendations. Int Multiple Sclerosis J 16(1):5-11, 2009.
2. Kurtzke JF. Historical and clinical perspectives of the expanded disability status scale. Neuroepidemiology 31(1):1-9, 2008.
3. Dalgas U, Stenager E, Jakobsen J, et al. Resistance training improves muscle strength and functional capacity in multiple sclerosis. Neurology 73(18):1478-1484, 2009.
4. Dalgas U, Stenager E, Ingemann-Hansen T. Multiple sclerosis and physical exercise: Recommendations for the application of resistance, endurance, and combined training. Multiple Sclerosis 2008;14(1):35-53.
5. Rietberg MB, Brooks D, Uitdehaag BM, et al. Exercise therapy for multiple sclerosis. Cochrane Database Syst Rev Jan 25;(1):CD003980, 2005.

비만 (Obesity)

비만의 개요

비만은 과도한 지방 축적을 증진하는 에너지 불균형을 초래하는 유전적, 환경적 및 행동적 요인의 조합이다. 비만은 환자의 체중, 체지방 비율 및 체질량지수(BMI)로 정의될 수 있다. 세계보건기구에서는 BMI > 30을 class 1 비만의 기준으로 사용하며, > 35는 class 2, > 40은 class 3이다.[2] 허리둘레는 비만과 관련되는 건강 위험을 평가하는 데 BMI와 함께 사용된다. 여성에서 허리둘레 ≥ 88cm, 남성에서는 ≥102cm인 경우는 질병의 위험이 증가한다. 좌식생활습관은 비만의 주요 위험인자이며, 비만 환자에서의 지구력 저하의 주된 원인이다. 환자는 혈압, 혈당 및 지질 수치를 평가하기 위해 규칙적인 검사가 필요하다. 약물, 영양상담 및 행동치료를 포함하는 다각적인 치료가 도움이 된다.[1]

고려해야 할 동반질환

- 비만은 당뇨, 심장질환 및 다수의 다른 내과적 질환 발생의 중대한 위험인자이다.[3]

비만의 다음의 위험을 높인다:

제2형 당뇨	털과다증
심장병	우울증
뇌졸중	스트레스성 실금
골관절염	임신 합병증
천식	수술 합병증
암	실금
담낭질환	수면 무호흡

환자 검사

환자 검사의 핵심

- 운동 계획을 세우기 전에 비만 환자와 상당한 시간 동안의 대화를 통해 운동에 관한 이전 경험 및 신념을 이해하도록 한다. 이들 환자는 운동 프로그램의 이점에 대해 상담해야 하며, 스스로의 운동 프로그램을 고안하도록 도와야 한다.
- 내과적 병력은 운동 내성을 제한할 수 있는 질환을 확인하는 데 도움이 될 수 있다.
- 운동 활동은 기존의 퇴행성질환을 악화시킬 수 있으며, 피부마찰 및 피부질환을 초래하며, 낙상 및 열과민증에 취약하게 만들 수 있다.
- 운동 프로그램을 시작하기 전에 환자의 체성분, 체질량지수 및 허리둘레를 평가한다.

건강 수준에 대해 권장되는 기초 테스트

- 환자의 현재 기능적 상태에 근거하여 개인의 운동 내성 평가 방법을 결정한다. 비만 환자에서 가장 흔한 방법은 0.5마일 보행, 6분 보행 또는 10미터 보행이다.[4, 5]
- 환자의 심박동수, 혈압 및 자각적 운동 강도는 운동 프로그램 시작 시 규칙적으로 평가해야 한다.

운동 처방 (Exercise Prescription)

종　　류: 보행, 수중 운동(aquatic), 웨이트 트레이닝
강　　도: 낮거나 중등도의 강도, 최대치의 40~70%
지속시간: 60분까지
강　　도: 매주 5~7회

시작하기

집단 운동은 유사한 체중 감량 목표를 지닌 환자에게 권장된다. 병적 비만을 지닌 환자는 수중 활동으로 운동 프로그램을 시작할 수 있다.[3] 환자가 운동 프로그램의 기간과 빈도를 증가시키면서, 낮은 강도의 보행과 다른 유산소 운동을 유지하도록 권장한다.[5] 근력 훈련은 체중 감량을 겪는 남성에서 안정 시 대사율을 유지하는 데 사용될 수 있기 때문에, 이를 유산소 운동에 보조적으로 사용할 것을 고려한다.[3] 환자는 보행계수기를 사용하여 일상 활동 수준을 평가하고, 심장박출량을 늘리기 위해 하루 동안 보행을 장려하게 된다. 보행계수기를 사용하는 환자는 매일 최소 5,000보를 걸어야 하며, 매일 10,000보까지의 보행을 목표로 한다. 환자는 신체적 활동 수준을 평가하고 체중 감량의 적절한 목표를 설정하기 위해 다양한 방법을 선택할 수 있다. Compendium of Physical Activities는 매일의 칼로리 소모를 증진시키기 위해 사용되는 일상 활동을 확인하는 데 사용될 수 있다.[6] 매주 150~250분의 신체적 활동 또는 1500~1800kcal의 신체적 활동을 적절한 칼로리 섭취와 병행하는 경우 체중 감소를 가져올 수 있다.[7, 8] 환자는 운동 프로그램을 유지하도록 격려하기 위해 다른 모드의 운동을 시도해야 한다. 환자는 체중 감량을 유지하기 위해 매주 최소 5일간의 규칙적인 운동 프로그램을 유지하도록 격려해야 하지만, 체중 감량을 유지하기 위해 가장 적절한 매주 운동 수준을 알려주는 근거는 없다.[8]

참고문헌 (References)

1. Racette SB, Deusinger SS, Deusinger RH. Obesity: Overview of prevalence, etiology, and treatment. Phys Ther 83:276-287, 2003.
2. World Health Organization BMI classification. http://apps.who.int/bmi/index.jsp?introPage=intro_3.html. Accessed November 24, 2009.
3. Surgeon general's call to action to prevent and decrease overweight and obesity. http://www.surgeongeneral.gov/topics/obesity/calltoaction/toc.htm. Accessed November 24, 2009.
4. ACSM Guidelines for Exercise Testing and Prescription, 7th ed. Baltimore: Williams & Wilkins, 2005.
5. Humphrey R, Tepper SH. Prevention and wellness: Practical strategies in clinical practice to management of diabetic risk and metabolic syndrome. PT 2009: Annual Conference and Exposition, Baltimore.
6. Compendium of physical activities tracking guide. http://prevention.sph.sc.edu/tools/docs/documents_compendium.pdf. Accessed November 24, 2009.
7. Stiegler P, Cunliffe A. The role of diet and exercise for the maintenance of fat-free mass and resting metabolic rate during weight loss. Sports Med 36(3):239-262, 2006.
8. Donnelly JE, Blair SN, Jakicic JM, et al. American College of Sports Medicine position stand. Appropriate physical activity intervention strategies for weight loss and prevention of weight regain for adults. Med Sci Sports Exerc 41(2):459-471, 2009.

장기이식, 콩팥 및 간 (Organ Transplantation, Kidney and Liver)

콩팥 및 간 장기이식의 개요

콩팥과 간은 성공적인 이식의 가장 많은 부분을 차지한다. 콩팥 이식 대상자의 대부분은 제1형 당뇨로 인한 말기 콩팥질환을 지니며, 간 이식 환자의 대부분은 말기 간질환을 지닌다. 장기 거부 및 다른 합병증 조절에 대한 이해가 증가하면서 이들 이식의 성공적인 대상자의 수가 증가하였다. 이식 거부는 전체의 10~20%에서 발생하며, 대개 첫 3개월에 나타나지만, 수년이 지난 후에도 발생할 수 있다. 이식 후 근골격계 통증, 특히 무릎 및 발목관절의 통증은 첫 6개월 내에 흔하며, 콩팥 이식 환자의 35%까지, 간 이식 환자의 25%까지 나타날 수 있다. 콩팥 또는 간을 수여받은 후에, 환자는 과도한 피로로 인해 이동성 및 지구력이 제한될 수 있다. 질환으로부터의 합병증과 여러 약제의 부작용은 신체 활동에 영향을 미친다.

고려해야 할 동반질환

- 환자는 장기 이식 후 심각한 심폐 및 근골격계 합병증을 지닐 수 있다. 콩팥 수여자는 뼈엉성증, 뼈괴사, 감각성 다발신경병증 및 골절의 위험이 증가한다.[1] 과도한 체지방량은 신체 활동 부족 및 이식 후 스테로이드의 사용과 연관된다.[2, 3]

환자 검사

환자 검사의 핵심

- 혈구 수치와 심장 및 폐기능에 대한 최근 검사 결과를 평가한다.
- 운동 프로그램 시행 전과 시행 중에 피로 수준을 측정한다.[3, 4]
- Health-Related Quality of Life Inventory를 사용하여 환자의 현재 신체적 기능, 통증 및 전반적 건강 상태를 평가한다.[5]

건강 수준에 대해 권장되는 기초 테스트

- 유산소 능력은 보행 또는 트레드밀 검사를 통해 평가하여 최대 유산소 능력 및 최대 심박동수를 결정한다.
- 대근육군의 근력은 등척성 또는 등속성 검사를 통해 평가한다.
- 이동성 제한 및 퇴행성질환의 징후에 대한 검사를 통해 운동의 적절한 종류 및 변수를 처방한다.

운동 처방 (Exercise Prescription)

종 류: 보행, 자전거타기(cycling) 및 가정 기반의 활동[2, 6]
강 도: 최대심박동수의 60~65%로 시작
지속시간: 30분까지 진행
강 도: 매주 3회

시작하기

건강 지지 그룹은 유사한 시술과 질병 과정을 지닌 환자에게 유익할 수 있다.[7] 서킷 저항성 훈련은 안정적인 건강 상태를 지닌 환자에게 권장되며, 저강도로 12~15회 반복하는 1~2세트의 상지 및 하지 운동으로 구성된다. 이러한 운동은 근력 및 기능적 수준을 향상시키는 데 사용될 수 있다. 유산소 및 저항성 훈련 프로그램은 각 운동 세션으로부터 회복을 가능하게 하면서, 규칙적인 운동 행동을 유지하기 위해, 매일 교대로 할 수 있다. 익숙하지 않은 운동 활동에 참여할 때, 환자는 관절 및 이식된 장기의 부상에 대해 두려움을 지닐 수 있다.[8] 유산소 활동은 최대심박동수의 75~80%, 45~60분간 매주 3~5회까지 진행할 수 있다. 안정적인 건강 수준에 도달한 환자는 여가 활동을 재개할 수 있다; 일부 환자는 Transplant Games에의 참여를 선택할 수 있다.[9]

참고문헌 (References)

1. Gevirtz C. Post-transplantation pain syndromes. Topics Pain Manage 23(8):1-6, 2008.
2. Krasnoff JB, Vintro AQ, Ascher NL, et al. A randomized trial of exercise and dietary counseling after liver transplantation. Am J Transplant 6(8):1896-1905, 2006.
3. Macdonald JH, Kirkman D, Jibani M. Kidney transplantation: A systematic review of interventional and observational studies of physical activity on intermediate outcomes. Adv Chronic Kidney Dis 16(6): 482-500, 2009.
4. van Ginneken BT, van den Berg-Emons RJ, van der Windt A, et al. Persistent fatigue in liver transplant recipients: A two-year follow-up study. Clin Transplant Sep 11, 2009.
5. Health-related quality of life. http://www.cdc.gov/hrqol/hrqol14_measure.htm. Accessed February 9, 2010.
6. Gordon EJ, Prohaska T, Siminoff LA, et al. Needed: Tailored exercise regimens for kidney transplant recipients. Am J Kidney Dis 45(4):769-774, 2005.
7. Gentry AC, Belza B, Simpson T. Fitness support group for organ transplant recipients: Self-management, self-efficacy and health status. J Adv Nurs 65(11):2419-2425, 2009.
8. Sánchez ZV, Cashion AK, Cowan PA, et al. Perceived barriers and facilitators to physical activity in kidney transplant recipients. Prog Transplant 17(4):324-331, 2007.
9. World Transplant Games Federation. http://www.wtgf.org/. Accessed November 5, 2009.

골관절염 (Osteoarthritis)

골관절염의 개요

골관절염은 관절연골, 연골밑뼈 및 다른 관절구조의 진행성 퇴행을 특징으로 하는 상태를 가리킨다. 질병 과정은 대개 과도하거나 비정상적인 기계적 스트레스가 관절면에 가해진 후, 만성적인 염증 과정이 동반되면서 모든 관절구조에 특징적인 변화를 유발하게 된다. 골관절염의 방사선학적 소견으로는 관절 간격의 소실, 연골밑뼈의 경화, 뼈끝 형성이 특징적이다. 관절 변화의 정도에 대한 방사선학적 징후는 환자의 현재 증상과 일치하지 않을 수 있다. 하지의 체중 부하 관절과 척추가 가장 흔히 침범된다. 이 질환을 지닌 환자는 심각한 관절 통증 및 강직을 호소하여 이동성이 제한되고 일상 활동의 감소가 초래될 수 있다.[1] 질병이 진행하면서, 환자는 일상활동 시 피로와 불편감을 보다 많이 느끼게 되고, 이들 증상을 줄이기 위해 스스로 활동을 제한할 수 있다. 운동 프로그램은 골관절염의 치료에 매우 효과적인 것으로 나타났다.[2]

골관절염 환자에서의 운동 프로그램 효과

통증 경감	신체적 기능 향상
체중 감량	자가-보고 장애 수준 감소

고려해야 할 동반질환

- 신체 활동의 감소는 대개 체중 증가와 죽상경화증의 진행을 초래하여, 환자의 지구력 저하 및 활동에 대한 내성이 감소가 더욱 악화될 수 있다.[3]

환자 검사

환자 검사의 핵심

- 관절 구조의 골관절염 소견의 정도를 평가하기 위해 영상 검사 및 결과보고서를 검사한다.
- Western Ontario and McMaster Osteoarthritis Index(WOMAC)를 사용하여 환자의 통증, 장애 및 관절 강직을 평가한다.[4]
- 사회적 지지, 질병 과정에 대한 이해 및 운동 프로그램 유지에 대한 자가-효능에 관해 환자와 의논한다.[5,6]

건강 수준에 대해 권장되는 기초 테스트

- 보행 검사는 환자의 보행 속도와 지구력 활동에 대한 내성을 평가하기 위해 시행할 수 있다. 자전거타기를 통한 운동 능력 평가는 심한 하지 골관절염 환자에서 선호된다.
- 하지 근육군에 대해 쪼그려뛰기 또는 스텝핑과 같은 기능적 활동과 근력 평가를 사용한다.[5,7]

운동 처방 (Exercise Prescription)

종 류: 보행, 자전거타기(cycling), 수중 활동, 웨이트 트레이닝
강 도: 낮은 강도로 시작
지속시간: 10~20분으로 시작
강 도: 매주 3~5회

시작하기

유산소 활동은 체중 감량을 유도하고 신체적 기능을 향상시키기 위해 골관절염 환자에서 권장된다.[2, 8] 운동 프로그램을 시작하는 환자는, 관절 통증이 제한 요소가 될 수 있기 때문에, 스스로 운동의 강도를 선택하도록 해야 한다.[7, 8] 체중 감량과 심혈관계 효과를 위해서는 최대심박동수의 60~80% 수준으로 강도를 높이도록 환자를 격려해야 한다. 수중 운동은 권장되지만, 대부분의 효과는 단기적으로 나타났으며, 대개 운동을 처음 시작하는 사람에게 해당된다.[9] Tai chi는 통증 조절에 사용되지만, 신체적 기능을 향상시키는 것으로 나타나지는 않았다.[10] 저항성 운동은 경도에서 중등도의 강도로 하지 근육군, 특히 무릎 폄근 및 굽힘근에 시행하는 것이 권장된다.[5]

환자는 활동의 종류를 교대로 하거나, 장기간의 체중 부하 자세를 피하고, 적절한 자세 및 동작으로 운동을 수행하여, 과도한 관절 스트레스를 피하는 법에 대해 교육을 받아야 한다. 환자는 건강 수준 및 신체적 기능을 유지하기 위해 독립적인 프로그램으로 진행할 수 있다. 신체적 기능 및 운동 프로그램에 대한 주기적인 재평가는 프로그램에 대한 지속성을 증진시키는 데 도움이 된다. 환자는 필요한 경우, 체중 감량 프로그램에서 영양사의 자문을 구하는 것이 도움이 될 수 있다.

참고문헌 (References)

1. Deyle GD, Allison SC, Matekel RL, et al. Physical therapy treatment effectiveness for osteoarthritis of the knee: A randomized comparison of supervised clinical exercise and manual therapy procedures versus a home exercise program. Phys Ther 85(12):1301-1317, 2005.
2. Jamtvedt G, Dahm KT, Christie A, et al. Physical therapy interventions for patients with osteoarthritis of the knee: An overview of systematic reviews. Phys Ther 88(1):123-136, 2008.
3. Messier SP. Obesity and osteoarthritis: Disease genesis and nonpharmacologic weight management. Rheum Dis Clin North Am 34(3):713-729, 2008.
4. WOMAC Osteoarthritis Index. http://www.womac.org/womac/. Accessed October 17, 2009.
5. Lange AK, Vanwanseele B, Fiatarone Singh MA. Strength training for treatment of osteoarthritis of the knee: A systematic review. Arthritis Rheum 59(10):1488-1494, 2008.
6. Marks R, Allegrante JP. Chronic osteoarthritis and adherence to exercise: A review of the literature. J Aging Phys Act. 13(4):434-460, 2005.
7. Bruno M, Cummins S, Gaudiano L, et al. Effectiveness of two Arthritis Foundation programs: Walk With Ease, and YOU Can Break the Pain Cycle. Clin Interv Aging 1(3):295-306, 2006.
8. Roddy E, Zhang W, Doherty M, et al. Evidence-based recommendations for the role of exercise in the management of osteoarthritis of the hip or knee: The MOVE consensus. Rheumatol (Oxford) 44(1):67-73, 2005.
9. Bartels EM, Lund H, Hagen KB, et al. Aquatic exercise for the treatment of knee and hip osteoarthritis. Cochrane Database Syst Rev Oct 17;(4):CD005523, 2007.
10. Lee MS, Pittler MH, Ernst E. Tai chi for osteoarthritis: A systematic review. Clin Rheumatol 27(2):211-218, 2008.

골수염 (Osteomyelitis)

골수염의 개요

이 질환은 감염에 이차적으로 생기는 신체 조직의 염증이다. 만성골수염은 결합 조직의 수술적 제거 및 절단으로 이어질 수 있다. 만성감염과 수술적 시술은 관절 및 조직 이동성을 제한할 수도 있다. 정강뼈와 넙다리뼈는 외상 후 골수염에 가장 취약한 부위이다. 환자는 면역계를 고양시키고, 스트레스와 우울증의 영향을 줄이기 위해 운동의 도움을 받을 수 있다. 환자는 감염과 합병증의 영향으로 활동이 제한될 수 있으며, 쇠약해지게 된다.[1] 신체 조직의 염증은 통증이 있으며, 환자가 동작을 시작하는 능력을 제한한다.

고려해야 할 동반질환

- 이들 환자에서 면역계를 파괴할 수 있는 질환으로는 당뇨, 척수손상, 알코올중독 및 영양실조가 있다.

환자 검사

환자 검사의 핵심

- 감염의 종류와 정도를 파악하기 위해 감염된 조직에서 시행한 lab 검사와 배양 검사의 결과를 점검한다.
- 환측 부위에 대한 방사선검사와 컴퓨터 단층촬영은 신체 조직 손상의 정도를 알려줄 수 있다.
- 제한된 이동성을 지닌 환자는 이송 및 보행 시의 독립성 수준에 대해 평가할 수 있다.

건강 수준에 대해 권장되는 기초 테스트

- 환자의 현재 능력에 합당한 지구력, 근력 및 이동성에 대한 평가가 필요하다.[2]
- 보행이 불가능한 환자에서는 팔(상지) 에르고미터 또는 휠체어를 사용한 지구력 검사를 통해 운동 내성에 대한 정보를 얻을 수 있다.[3]

운동 처방 (Exercise Prescription)

종 류: 자전거타기(cycling), 팔(상지) 에르고미터(arm ergometry), 웨이트 트레이닝
강 도: 낮거나 중등도의 강도
지속시간: 10~20분
강 도: 매주 3~5회

시작하기

골수염에 대한 치료 프로그램은 복잡할 수 있으며, 활력징후, 환부의 통증, 상처 치유의 평가에 대해 지속적으로 모니터링해야 한다. 동작 이상을 막기 위해서는 동작, 근력 및 체중 부하 내성에 대해 지속적으로 모니터링을 해야 한다. 하지 체중 부하가 제한적인 환자는 팔 에르고미터를 시행하거나 휠체어를 사용할 수 있다.[1] 손의 무게나 풀리를 사용한 반복적 동작은 원심성 및 편심성 근육 수축을 동반한 다양한 동작을 가능하게 한다. 감염이 있는 환자는 불편감으로 인해 사지를 움직이지 못할 수 있다. 골수염 병력을 지닌 환자의 치료 시에는 무균 테크닉이 매우 중요하다.

예측 최대심박동수의 40~65%까지 진행하여 30~40분간 지구력 활동을 시행하는 것이 도움이 된다. 팔 에르고미터를 사용하는 환자는 운동 강도를 조절하기 위해 자각적 운동 강도를 사용할 수 있다.[4] 강렬한 운동 활동은 근육 통증을 유발하고 면역계에 부정적인 영향을 미칠 수 있으므로 피할 필요가 있다. 저항성 운동은 낮거나 중등도의 강도를 사용하여 10~20회 반복의 세트를 시행한다. 환자는 재활 및 운동 프로그램에 대한 지속적인 평가 및 수정을 요한다. 환자는 운동 프로그램이 전반적인 건강과 규칙적인 활동 수행 능력에 어떻게 도움이 되는지를 이해해야 한다. 하지가 절단된 환자는 의지 훈련에 대비하여 지구력 향상을 위한 운동 프로그램으로 효과를 볼 수 있다.

참고문헌 (References)

1. Pedersen BK, Hoffman-Goetz L. Exercise and the immune system: Regulation, integration, and adaptation. Physiol Rev 80:1055-1081, 2000.
2. Johnston B, Conly J. Osteomyelitis management: More art than science? Can J Infect Dis Med Microbiol 18(2):115-118, 2007.
3. Ilias NA, Xian H, Inman C, et al. Arm exercise testing predicts clinical outcome. Am Heart J 157(1):69-76, 2009.
4. Kang J, Chaloupka EC, Mastrangelo MA, et al. Regulating exercise intensity using ratings of perceived exertion during arm and leg ergometry. Eur J Appl Physiol Occup Physiol 78(3):241-246, 1998.

뼈엉성증 (Osteoporosis)

뼈엉성증의 개요

뼈엉성증은 뼈 조직의 소실로 인해 뼈밀도가 감소하는 것이다. 젊을 때 뼈밀도 증가가 잘 이루어지지 않거나 노화와 더불어 뼈밀도 소실이 가속화되는 것이 뼈엉성증 발생의 주요 원인이다. 뼈밀도의 증가와 감소는 유전적 및 환경적 요소에 의해 규제된다. 일차성 뼈엉성증은 에스트로겐의 소실과 노화에 기인하며, 이차성 뼈엉성증은 뼈 소실을 가속하는 질환이나 약물에 의해 발생한다.[1] 뼈엉성증 발생의 위험인자는 유전, 행동 및 영양이 해당된다. 뼈밀도검사(BMD)는 뼈밀도의 성분을 측정하기 위해 낮은 수준의 방사선을 뼈에 통과시켜 측정할 수 있다. 검사는 대개 척추, 넙다리뼈의 목과 손목뼈에서 시행된다. BMD T 점수가 2.5 이하인 경우 뼈엉성증으로 진단된다. 일차성 뼈엉성증을 지닌 환자는, 나이와 활동 수준에 근거한 정상 범위 밖으로의 지구력 저하에 대한 특별한 원인을 지니지 않는다. 이차성 뼈엉성증을 지닌 환자는 다른 만성질환에 관련된 지구력 장애를 지닐 수 있다. 뼈엉성증의 치료는 뼈밀도의 소실을 조절하기 위해 여러 가지 조치를 요한다.[2]

뼈엉성증 환자에서 권장되는 치료

칼슘과 비타민 D의 충분한 섭취	규칙적인 체중 부하 운동
금연	과도한 알코올 섭취 금지
약물요법	낙상 방지

고려해야 할 동반질환

- 자세 변화와 척추 압박 골절은 뼈엉성증의 흔한 합병증이다.

환자 검사

환자 검사의 핵심

- 세계보건기구의 Fracture Risk Assessment Tool(FRAX)을 사용하여 골절의 위험을 평가한다.[3]
- 낙상으로 인해 골절의 위험이 증가하기 때문에, 균형 및 지속적 낙상 예방에 대한 평가가 운동 세션 중에 필요할 수 있다.
- 6개월 간의 운동 후 BMD 검사는 특정 운동 프로그램의 효과를 확인하는 데 도움이 될 수 있다.

건강 수준에 대해 권장되는 기초 테스트

- 환자의 기능적 상태와 운동 프로그램 시작에 대한 계획에 기반하여 유산소 능력과 근력평가를 결정한다.

운동 처방 (Exercise Prescription)

종　　류: 체중 부하 활동 및 웨이트 트레이닝
강　　도: 중등도의 강도
지속시간: 20~30분으로 시작
강　　도: 매주 3~5회

시작하기

뼈엉성증 환자에서는 보행, 조깅 또는 댄스와 같은 유산소 활동을 근력강화 훈련 프로그램과 병행하는 것이 권장된다. 일차성 뼈엉성증 환자에 대한 절대적 규제는 없다; 하지만 이차성 뼈엉성증 환자는 다른 만성질환으로 인해 운동 능력이 저하될 수 있다. 뼈엉성증과 관련된 병태생리를 역전시키는 운동의 효과에 대한 근거는 제한적이기 때문에, 운동 처방은 뼈밀도의 소실률을 늦추는 것을 목표로 한다.[4]

유산소 운동은 일주일간의 전반적 운동량을 강조해야 한다(세션의 횟수 및 세션 당 시간). 근력 훈련은 1RM의 80%에 해당하는 저항을 사용하여 고강도로 시행해야 한다. 운동은 8~10회 반복의 2~3세트로 시행할 수 있다.[1] 사지와 몸통을 통해 체중 부하가 되는 선 자세에서의 운동 시, 손에 드는 무게가 여러 가지 선택을 가능하게 하므로 선호된다.[1, 4] 이전에 운동 경험이 없었던 환자는 8주에 걸쳐 서서히 세션 횟수와 세션당 시간을 증가시킨다. 근력 훈련 세션은 다른 종류의 운동을 추가하면서 진행할 수 있으며, 운동을 하면서 환자가 서거나 앉을 수 있는 운동이 선호된다. 균형 훈련 및 낙상 방지 교육을 이들 프로그램에 포함시켜 골절을 유발하는 낙상 위험을 줄인다.[1, 4] 최근 연구에 의하면 저빈도의 진동 플랫폼이 BMD 효과를 증진시킬 수 있다고 한다.[5]

참고문헌 (References)

1. Downey PA, Siegel MI. Bone biology and the clinical implications for osteoporosis. Phys Ther 86:77-91, 2006.
2. National Osteoporosis Foundation. http://www.nof.org/professionals/pdfs/NOF_ClinicianGuide2009_v7.pdf. Accessed March 10, 2010.
3. Fracture Risk Assessment. www.shef.ac.uk/FRAX/. Accessed November 25, 2009.
4. Pedersen BK, Saltin B. Evidence for prescribing exercise as therapy in chronic disease. Scand J Med Sci Sports 16(Suppl 1):3-63, 2006.
5. Gusi N, Raimundo A, Leal A. Low-frequency vibratory exercise reduces the risk of bone fracture more than walking: A randomized controlled trial. BMC Musculoskeletal Disord 30(7):92, 2006.

파킨슨병 (Parkinson' s Disease)

파킨슨병의 개요

이는 바닥핵의 겉질밑 회색질을 침범하는 만성 진행성질환이다. 대부분의 경우는 유전적 결함으로 인하며, 독성 및 감염에 대한 노출도 위험인자이다. 이 질환은 바닥핵의 흑색질이 도파민을 생성하는 능력을 상실하면서 점차 진행한다. 바닥핵은 운동 행동의 시작과 조절에 중요하기 때문에, 질병의 진행은 동작의 발생을 현저하게 변화시켜 동작이 느려지고 협동이 소실된다. 일상 활동 및 사회적 참여의 저하로 쇠약해지며 심혈관 기능의 저하를 초래한다. Unified Parkinson' s Disease Rating Scale과 Hoehn and Yahr Classification of Disability가 질병의 진행을 파악하기 위해 사용된다.[1]

Hoehn and Yahr Classification of Disability

1단계: 최소한의 장애, 편측 침범

2단계: 최소한의 양측 침범, 균형 장애는 없음

3단계: 정위 반사의 저하, 불안정하지만 독립적으로 생활

4단계: 심한 증상, 서기 및 보행이 보조하에 가능

5단계: 침대 또는 휠체어에 국한

고려해야 할 동반질환

- 환자는 우울증과 치매가 발생하여 활동이 제한될 수 있으며, 신체적 활동 시 호흡곤란, 빠른 심박동 및 발한이 나타날 수 있다.

환자 검사

환자 검사의 핵심

- 이 질환은 떨림, 경축, 운동완만 및 운동못함의 양상을 기반으로 진단한다. 도파민 전달체의 농도는 컴퓨터 단층촬영을 통해 측정할 수 있다.
- 환자가 안전하게 움직일 수 있는 능력과 앉기 및 서기 활동 시 낙상의 위험에 대해 검사한다.

건강 수준에 대해 권장되는 기초 테스트

- 유산소 건강은 2분 또는 6분 보행 검사를 통해 평가할 수 있다.[2]
- 환자의 상태와 질병의 진행에 기반하여 근력, 이동성 및 균형에 대해 평가한다.

운동 처방 (Exercise Prescription)

종 류: 보행, 트레드밀 보행(treadmill walking), 정적 자전거타기(stationary bicycling)[3, 4]

강 도: 낮거나 중등도의 강도

지속시간: 20~30분

강 도: 매주 4회

시작하기

유산소 운동을 6주간 시행하면 보행 및 삶의 질에서의 유의한 변화를 초래하며, 레보도파 약물의 효능이 개선되었다.[5, 6] 운동의 강도는 각 환자별로 처방해야 하며, 최대심박동수의 60~80%로 운동하는 것을 목표로 한다. 균형과 감각운동 민첩성 활동을 환자의 일상 활동 및 여가 활동에 병합할 수 있다.[7, 8] Tai chi, kayaking 및 Pilates와 같이 감각운동 민첩성을 제공하는 운동과 치료가 이들 환자에게 선호된다.[7] 환자는 운동 세션 동안 경축, 떨림 및 운동못함을 줄이기 위해 약물 투여 시간을 조절할 필요가 있을 수 있다. 파킨슨병에 대한 약물 조절과 약제의 부작용은 규칙적인 운동 참여에 심각한 장애물이 될 수 있다. 증상의 진행과 유산소 및 여가 활동에 대한 선호도에 따라서, 환자가 독립적 운동 수준을 유지하거나 늘리도록 격려해야 한다.

참고문헌 (References)

1. National Parkinson Foundation. http://www.parkinson.org/Page.aspx?&pid=367&srcid=230. Accessed November 24, 2009.
2. White DK, Wagenaar RC, Ellis TD, et al. Changes in walking activity and endurance following rehabilitation for people with Parkinson disease. Arch Phys Med Rehabil 90(1):43-50, 2009.
3. Crizzle AM, Newhouse IJ. Is physical exercise beneficial for persons with Parkinson's disease? Clin J Sport Med 16(5):422-425, 2006.
4. Goodwin VA, Richards SH, Taylor RS, et al. The effectiveness of exercise interventions for people with Parkinson's disease: A systematic review and meta-analysis. Movement Disord 23(5):631-640, 2008.
5. Herman T, Giladi N, Gruendlinger L, et al. Six weeks of intensive treadmill training improves gait and quality of life in patients with Parkinson's disease: A pilot study. Arch Phys Med Rehabil 88(9): 1154-1158, 2007.
6. Muhlack S, Welnic J, Woitalla D, et al. Exercise improves efficacy of levodopa in patients with Parkinson's disease. Movement Disord 22(3):427-430, 2007.
7. Kwakkel G, de Goede CJ, van Wegen EE. Impact of physical therapy for Parkinson's disease: A critical review of the literature. Parkinsonism Related Disord 13(Suppl 3):S478-487, 2007.
8. King LA, Horak FB. Delaying mobility disability in people with Parkinson disease using a sensorimotor agility exercise program. Phys Ther 89(4):384-393, 2009.

말초동맥질환 [Peripheral Arterial Disease(PAD)]

말초동맥질환의 개요

말초동맥질환(PAD)은 사지까지 뻗어있는 동맥의 죽상경화증에 기인한다. 동맥의 협착은 사지로의 혈류를 감소시켜서, 통증, 창백 및 감각이상을 유발한다. 간헐절뚝거림은 PAD에서 동반될 수 있으며, 환자는 걷는 동안 다리에서 작열감과 쥐어짜는 듯한 통증을 호소한다. PAD에 대한 위험인자는 흡연, 고혈압 및 고밀도지질단백질 콜레스테롤의 농도 저하가 있다. PAD 환자는 간헐절뚝거림으로 인해 서기 및 보행 능력이 제한될 수 있으며, 이로 인해 보행 속도가 늦어지고 보행 양상의 변화를 유발한다. 심장동맥심질환의 존재도 신체 활동 능력을 제한한다. 질병 경과가 진행되면, 환자는 서기 및 보행 활동을 더욱 견디지 못하게 된다.

동맥기능부전의 흔한 징후 및 증상

통증을 동반한 보행

하지 거상 시 창백해짐

피부 건조

먼쪽 다리의 발적

사지 거상 시 정맥 충만의 부족

조직 괴사

고려해야 할 동반질환

- PAD 환자는 대개 심장동맥심질환과 심혈관질환도 지닌다.

환자 검사

환자 검사의 핵심

- 고혈압의 징후와 심혈관질환에 대한 다른 징후를 평가한다.
- 발과 발목에서의 맥박 및 피부색과 상태를 평가해야 한다.
- 발목과 팔에서 수축기 혈압을 측정하여 발목 · 위팔 지수를 결정한다. 발목 대 팔의 압력 비율이 0.90 이하인 경우에는 하지의 수축기 혈압의 유의한 감소를 의미한다.

건강 수준에 대해 권장되는 기초 테스트

- 보행 또는 트레드밀 보행 검사는 거리에 대한 기준을 정하는 데 사용된다. 환자는 다리 통증으로 인해 걸을 수 없을 때까지 정상 속도로 걷도록 한다. 다리 증상이 시작되기 전까지의 보행 거리와 절대적 보행 거리를 기준 검사치로 확인한다.[1]

운동 처방 (Exercise Prescription)

종　　류: 보행, 트레드밀 보행(treadmill walking) 및 하지 운동
강　　도: 경도 및 중등도의 강도
지속시간: 3~5분 시행 후 휴식
강　　도: 매주 3~5회

시작하기

트레드밀에서의 보행은 보행의 강도와 기간을 조절할 수 있는 가장 효과적인 운동 방법이다. 환자는 프로그램을 시작할 때 보조 기구나 트레드밀 손잡이의 사용이 필요할 수 있다. 심한 다리 통증이나 안정 시 통증을 동반한 환자는 사이클 에르고미터를 사용한 운동 프로그램을 시작할 필요가 있다. PAD 환자는 대개 보행 시 심한 통증을 호소하므로, 프로그램을 시작하기 전에 검사 및 운동의 목적에 대해 확실하게 논의해야 한다. PAD 환자는 간헐절뚝거림의 증가로 인해 불안정성 및 균형 문제를 경험할 수 있다; 환자는 다리 통증을 피하기 위하거나, 다리 통증이 기대될 때에는 활동을 스스로 제한할 수 있다. 경도에서 중등도 강도의 보행 프로그램은 하지의 순환과 보행 효율을 개선시켜 통증 없이 보행할 수 있는 거리를 증가시키는 데 효과적인 것으로 나타났다.[2-4] 환자가 3~5분 이내에 중등도의 절뚝거림 증상이 나타나도록 트레드밀의 속도를 조정하여, 증상이 소실될 때까지 앉아서 쉬도록 하고, 이후 다시 같은 속도로 트레드밀을 시행하도록 하는 보행 프로그램이 권장된다. 초기 목표는 총 30분간의 보행을 시행하는 것이고, 이후 50분으로 증가시킨다. 환자가 중등도의 증상을 경험하기 전에 8~10분간 보행이 가능하다면 강도를 조정한다.[3] 다른 프로그램에서는 보행 속도를 시간당 2마일로 정하고, 보행 강도를 증가시키기 위해 트레드밀의 경사를 점진적으로 높인다.[3] 환자의 일상 활동 수준을 향상시키기 위해서는 보행 프로그램을 매주 3~5회, 최소한 12주 동안 시행해야 한다. 절뚝거림 증상을 유발할 수 있으므로, 감독하 운동 프로그램이 독립적 운동 프로그램에 비해 보다 효과적인 것으로 나타났다.[1, 4, 5] 저항 훈련 프로그램은 1RM의 50%에서 80%로 강도를 증가시켜, 8회 반복으로 3세트를 시행한다.[5] PAD 환자는 간헐 절뚝거림에 대한 효과를 유지하고, 심장동맥심질환을 조절하기 위해 운동 프로그램을 지속적으로 시행하도록 상담해야 한다.

참고문헌 (References)

1. Wind J, Koelemay MJ. Exercise therapy and the additional effect of supervision of exercise therapy in patients with intermittent claudication: Systematic review of randomized controlled trials. Eur J Vasc Endovasc Surg 34(1):1-9, 2007.
2. Gardner AW, Katzel LI, Sorkin JD, et al. Exercise rehabilitation improves functional outcomes and peripheral circulation in patient with intermittent claudication: A randomized controlled trial. J Am Geriatr Soc 49(6):755-762, 2001.
3. Falcone RA, Hirsch AT, Regensteiner JG, et al. Peripheral arterial disease rehabilitation: A review. J Cardiopulmonary Rehabil 23(3):170-175, 2003.
4. Hirsch AT, Haskal ZJ, Hertzer NR. ACC/AHA 2005 guidelines for the management of patients with peripheral arterial disease. Circulation 21;113(11):463-654, 2006.
5. McDermott MM, Ades P, Guralnik JM, et al. Treadmill exercise and resistance training in patients with peripheral arterial disease with and without intermittent claudication: A randomized controlled trial. JAMA 301(2):165-174, 2009.

소아마비후증후군 (Post-Polio Syndrome)

소아마비후증후군의 개요

이 질환은 급성소아마비 발생 후 수십 년 후에 나타나는 근육 위축, 통증 및 피로를 보이면서 서서히 진행하는 질환이다. 이 증후군은 근육섬유의 신경재분포를 제공하는 운동신경원이, 근육섬유에 대한 대사 활동을 더 이상 유지할 수 없어서 축삭발아를 잘라내기 시작할 때 발생한다. 근육 신경분포 소실은 근력, 지구력 및 활동 저하를 초래한다. 소아마비를 이겨낸 환자 중에서 25~40%가 소아마비후증후군을 경험한다.[1] 하지 근력의 소실은 기능적 소실을 보상하기 위해 상지의 과사용을 유발할 수 있다. 환자는 일상 활동을 독립적으로 영위할 수 없게 되고, 이동을 위해 보조 기구 및 휠체어에 점차 의존할 수 있다. 일상 활동의 저하는 체중 증가로 이어질 수 있으며, 이는 이동 시 독립성을 유지하는 데 방해가 된다.[2]

고려해야 할 동반질환

- 증후군이 진행할수록, 관절 통증, 근육통 및 피로가 발생하여 일상 활동 및 이동 동작 시 독립성을 제한할 수 있다.

환자 검사

환자 검사의 핵심

- 근전도 및 근육 생검은 근육의 신경분포 소실을 확인하기 위해 사용된다.
- 이동 및 보행 시 독립성의 기능적 평가는 일부 환자에서 적절할 수 있다.
- 운동 프로그램을 시작하기 전에, 피로 지수를 사용하여 기준점을 결정한다.[3]

건강 수준에 대해 권장되는 기초 테스트

- 등척성 및 등속성 저항을 이용하여 힘 측정계를 통해 근력을 평가한다.
- 10미터 또는 6분 보행 검사를 사용하여 보행 속도 및 독립성을 확인한다.

운동 처방 (Exercise Prescription)

종　　류: 보행, 트레드밀 보행, 사이클 에르고미터(cycle ergometry), 수중 활동
강　　도: 낮거나 중등도의 강도, Borg scale에서 12~15 수준
지속시간: 10~15분으로 시작
강　　도: 매주 3회

시작하기

환자가 과도한 피로를 느끼거나 근육 통증을 호소하지 않게 하기 위해 현재의 기능 수준에 맞는 운동 프로그램을 처방한다. 보행 및 트레드밀 보행을 이용한 지구력 운동은 보행 독립성을 개선시키는데 가장 적절하다. 30분까지의 보행을 매주 3회 시행하는 것은 지구력을 개선시키고 피로 수준을 낮추는 데 사용된다.[5] 사이클 에르고미터와 수중 치료는 지구력 증진 및 체중 감량을 위해 사용될 수 있다. 저항성 운동은 웨이트 트레이닝, 프리 웨이트 또는 저항 밴드의 서킷으로 시행할 수 있다.[4, 6] 저항성 운동은 경도 및 중등도의 저항으로 1~3세트를 매주 3회 시행하도록 처방할 수 있다.[6] 규칙적인 운동 프로그램에의 참여는 소아마비후 증후군 환자에서 기능 및 삶의 질을 유지하는 데 중요한 요소이다.[1, 2]

참고문헌 (References)

1. Post-Polio Health International. www.post-polio.org. Accessed Dec. 23, 2009.
2. Agre JC. The role of exercise in the patient with post-polio syndrome. Ann NY Acad Sci 753: 321-334, 1995.
3. Fatigue Severity Score. http://www.mult-sclerosis.org/fatigueseverityscale.html. Accessed November 24, 2009.
4. Abresch RT, Han JJ, Carter GT. Rehabilitation management of neuromuscular disease: The role of exercise training. J Clin Neuromuscul Dis 11(1):7-21, 2009.
5. Oncu J, Durmaz B, Karapolat H. Short-term effects of aerobic exercise on functional capacity, fatigue, and quality of life in patients with post-polio syndrome. Clin Rehabil 23(2):155-163, 2009.
6. Chan KM, Amirjani N, Sumrain M, et al. Randomized controlled trial of strength training in post-polio patients. Muscle Nerve 27(3):332-338, 2003.

횡문근융해 (Rhabdomyolysis)

횡문근융해의 개요

이 질환은 골격근 섬유의 파괴와 이들이 혈류로 스며들어 발생한다. 외상성 충돌, 전기적 부상, 독성 물질의 섭취 및 운동성 횡문근융해를 포함하여 여러 원인이 있으며, 후자의 경우에는 지구력 운동선수나 군인에서 발생한다. 콜레스테롤을 낮추는 스타틴 복용의 부작용으로 근육병이 발생할 수 있으며, 횡문근융해로 진행될 수 있다.[1, 2] 이로 인한 합병증으로는 고칼륨혈증, 심장부정맥 및 급성 콩팥기능상실이 생길 수 있으며 사망에 이를 수 있다. 횡문근융해의 조기 발견은 골격근 소실과 콩팥 및 간 기능 저하로 인한 장기적 합병증을 예방할 수 있다.[3, 4] 횡문근융해가 발생한 환자는 콩팥, 간 및 심장 기능이 회복될 수 있도록 수 주간 힘든 활동을 피하도록 상담한다.[5] 과도한 열로 고생한 환자는 열/습도에 대한 장기적 불내성이 생길 수 있으며, 혈청 락타아제 역치가 감소할 수 있다.[4]

고려해야 할 동반질환

- 환자는 외상을 겪었거나, 콩팥 및 심장의 합병증이 발생할 수 있다.

환자 검사

환자 검사의 핵심

- 이 질환이 의심되는 환자는 소변 샘플을 통해 미오글로빈 또는 혈색소의 존재 여부를 검사한다.
- 혈구 수치 및 칼슘, 크레아티닌키나아제, 나트륨 및 다른 성분의 농도에 대한 lab 결과는, 환자가 운동 프로그램을 시작하기에 준비가 되었는지를 결정하는 데 사용된다.

건강 수준에 대해 권장되는 기초 테스트

- 지구력 운동선수는 온도와 습도가 조절되는 환경에서 트레드밀 또는 사이클 에르고미터에서 부하 변수를 정해놓고 운동에 대한 반응을 평가할 수 있다. 부하를 늘리면서 선수의 심박동수와 호흡 및 자각적 운동 강도를 모니터하여 안전한 훈련 프로그램을 만드는 것을 돕는다.[6] 선수는 운동 후 근육 통증과 소변량 및 소변 양상의 변화에 대해 평가해야 한다.
- 외상성 손상을 받은 환자는 해당 근육군의 근육과 이동성을 평가해야 한다.
- 환자는 적절한 기준 검사를 결정하기 위해 기능적 수준을 평가해야 한다.

운동 처방 (Exercise Prescription)

종 류: 환자의 기능적 수준에 따름
강 도: 낮은 강도로 서서히 진행
지속시간: 다양함
강 도: 다양함

시작하기

횡문융해증이 발생한 선수는 최소한 1주 동안 힘든 활동을 하지 말아야 하며, 훈련 활동으로 복귀하지 않도록 의사 소견서를 받아야 한다. 지구력 운동선수가 통상적인 훈련 활동으로 복귀할 때에는 적절한 수준의 훈련 강도를 재확립하기 위해 다양한 활동에 참여하도록 격려해야 한다. 운동 지표는 선수의 이전 훈련 수준에 비해서는 낮은 수준으로 시작할 필요가 있다.[5] 환경적 상황을 면밀하게 주시해야 하며, 선수가 최대 강도에 대한 내성과 기후순응을 보일 때까지는 극단적인 상황을 피해야 한다. 지구력 운동선수는 정상 훈련 수준으로 돌아오고, 열 내성 검사를 통과할 때까지 4~6주가 지나야 한다.[5, 8] 군인은 운동에 대한 생리적 반응을 적절하게 모니터링하면서 통상적인 활동으로 복귀할 수 있다.[5, 6]

외상성 손상을 지닌 환자는 낮은 강도의 근력강화 활동으로 시작하여야 하지만, 이동성과 활동을 제한하는 다른 근골격계 부상을 지닐 수도 있다. 고령의 선수와 훈련되지 않은 사람은 낮은 수준의 운동 강도 및 지속기간으로 시작해야 하며, 운동 프로그램에 대한 반응을 모니터해야 한다. 스타틴 약제를 복용하는 환자는 언제 근력강화 운동을 진행하는 것이 적절할지 파악하기 위해 혈청 크레아틴키나아제를 지속적으로 평가할 필요가 있다.[1]

참고문헌 (References)

1. Venero CV, Thompson PD. Managing statin myopathy. Endocrinol Metab Clin North Am 38(1):121-136, 2009.
2. Tomlinson SS, Mangione KK. Potential adverse effects of statins on muscle. Phy Ther 85(5):459-465, 2005.
3. Sauret JM, Marinides G, Wang GK. Rhabdomyolysis. Am Fam Physician 65(5):907-912, 2002.
4. Hsu YD, Lee WH, Chang MK, et al. Blood lactate threshold and type II fibre predominance in patients with exertional heat stroke. J Neuro 62:182-187, 1997.
5. Armstrong LE, Casa DJ, Millard-Stafford D, et al. Exertional heat illness during training and competition. Med Sci Sports Exerc 39(3):556-572, 2007.
6. Armtrong LE, Lopez RM. Return to exercise training after heat exhaustion. J Sport Rehabil 16:182-189, 2007.
7. McDermott BP, Casa DJ, Yeargin SW, et al. Recovery and return to activity following exertional heat stroke: Considerations for the sports medicine staff. J Sport Rehabil 16:163-181, 2007.
8. Moran DS, Heled Y, Still Y, et al. Assessment of heat tolerance for post-exertional heat stroke individuals. Med Sci Monit 10:252-257, 2004.

류마티스관절염 (Rheumatoid Arthritis)

류마티스관절염의 개요

이 질환은 관절 및 결합 조직에 영향을 미치는 전신적 염증성질환이다. 질환 과정은 악화와 완화 주기가 특징적이다. 환자는 관절 구조의 진행성 퇴행이 발생하여 심한 변형과 장애를 초래할 수 있다. 질환은 초기에 손, 발 및 목뼈의 관절을 침범한다. 진행이 되면 여러 조직과 장기에 영향을 미치며, 활동을 제한할 수 있다. 악화기간 동안, 환자는 이동성의 심한 제한이 생길 수 있다. 장기적 휴식기간은 관절 통증 및 강직을 유발하며, 환자의 활동 수준을 더욱 감소시킨다. 환자는 유산소 능력이 제한될 수 있어서, 질병이 진행할수록 지구력에 영향을 줄 수 있다.

류마티스관절염의 비관절적 양상

빈혈	심장막염
신경병증	우울증
폐삼출물	과도한 피로

고려해야 할 동반질환

- 환자는 심한 목뼈 불안정성과 손의 변형이 발생할 수 있으며, 이로 인해 많은 운동 활동 시 참여가 불가능할 수 있다.

환자 검사

환자 검사의 핵심

- 관절 구조에 대한 최근의 영상 검사는 관절 퇴행과 결합 조직 침범을 파악하는 데 도움이 된다.
- 발목과 발에서 과도한 퇴행의 징후를 평가하며, 운동 활동 중에 보조기 및 보조기구의 도움을 받을 수 있다.

건강 수준에 대해 권장되는 기초 테스트

- 전반적인 이동성을 파악하기 위해 환자의 자세, 관절운동범위 및 근력을 검사한다.
- 유산소 건강은 보행 또는 자전거타기 검사를 통해 평가할 수 있다.
- 질환별 삶의 질 검사, 피로 수준 및 우울증은 운동 프로그램의 효과를 파악하기 위해 유용한 측정 방법이다.[1]

운동 처방 (Exercise Prescription)

종 류: 보행, 자전거타기(cycling), 여가 활동, 웨이트 트레이닝
강 도: 낮거나 중등도의 강도
지속시간: 20분으로 시작
강 도: 매주 3~5회

시작하기

환자는 초기에 근력강화 활동, 유산소 훈련 및 여가 활동을 조합하는 감독하 운동 프로그램으로부터 가장 많은 도움을 받는다.[1-5] 배드민턴, 실내 축구, 농구, 배구 및 스텝 에어로빅 등의 여가 활동은 집단 운동 세션에서 성공적으로 사용되었다.[2] 환자의 이동성과 운동 내성은 악화 기간 동안 현저하게 감소할 것이다. 환자는 근력강화 훈련에 참여한 후 일시적인 관절 통증을 경험할 수 있다. 관절 통증이 1시간 이상 지속되는 경우에는 운동이 과도하다는 것을 나타낸다. 큰 하지 관절에서의 광범위한 손상을 동반한 환자는 이들 관절에 과도한 부하를 주는 활동을 피해야 한다.

사이클 에르고미터를 20분 동안, 자각적 운동 강도 10점 중 4~5점의 수준으로 유산소 운동을, 20분의 추가적인 여가 활동에 더하여 시행하는 것이 권장된다. De Jong 등에 의해 기술된 집중적 운동 프로그램은 근력강화 훈련과 유산소 및 여가 활동의 효과를 결합한다.[2] 근력강화 훈련 프로그램에서는 8~10가지의 운동 서킷을 사용하며, 8~15회 반복으로 20분간 시행한다. 다른 운동 프로그램에서는 유산소 건강과 기능적 능력을 증진시키기 위해 낮은 강도의 유산소 활동과 보행을 사용한다.[1, 6] 수중 치료는 최소 35°의 물에서 시행하며, 저항성 활동과 유산소 활동의 조합을 30분간 시행하는 것이 권장되며, 육지에서의 운동이 도움이 안 된 환자에서도 효과가 있을 수 있다.[7] 환자는 가장 적절한 운동의 종류 및 변수를 결정하기 위해 물리치료사와 주기적으로 상담을 하면서 독립적인 프로그램으로 진행할 수 있다.

참고문헌 (References)

1. Neuberger GB, Aaronson LS, Gajewski B, et al. Predictors of exercise and effects of exercise on symptoms, function, aerobic fitness, and disease outcomes of rheumatoid arthritis. Arthritis Rheum 57(6):943-952, 2007.
2. de Jong Z, Munneke M, Zwinderman AH, et al. Is a long-term high-intensity exercise program effective and safe in patients with rheumatoid arthritis? Results of a randomized controlled trial. Arthritis Rheum 48(9):2415-2424, 2003.
3. Hsieh LF, Chen SC, Chuang CC, et al. Supervised aerobic exercise is more effective than home aerobic exercise in female Chinese patients with rheumatoid arthritis. J Rehabil Med 41(5):332-337, 2009.
4. van den Ende CH, Breedveld FC, le Cessie S, et al. Effect of intensive exercise on patients with active rheumatoid arthritis: A randomised clinical trial. Ann Rheum Dis 59(8):615-621, 2000.
5. Baillet A, Payraud E, Niderprim VA, et al. A dynamic exercise programme to improve patients' disability in rheumatoid arthritis: A prospective randomized controlled trial. Rheumatology (Oxford) 48(4):410-415, 2009.
6. Munnekem, de Jong Z, Zwinderman AH, et al. Effect of a high-intensity weight-bearing exercise program on radiologic damage progression of the large joints in subgroups of patients with rheumatoid arthritis. Arthritis Rheum 53(3):410-417, 2005.
7. Eversden L, Maggs F, Nightingale P, et al. A pragmatic randomised controlled trial of hydrotherapy and land exercises on overall well being and quality of life in rheumatoid arthritis. Musculoskeletal Disord 8:23, 2007.

낫적혈구병 (Sickle Cell Disease)

낫적혈구병의 개요

이 질환은 적혈구를 탈산소화과정에서 낫 모양으로 바꾸는 비정상적인 종류의 혈색소를 생성하는 유전성질환군이다. 적혈구는 낫 모양이 되면서 용해되어 빈혈과 혈관폐쇄를 초래한다. 낫적혈구는 장기, 관절 및 뼈에서 핏덩이를 형성하여 통증이 발생하거나 발작을 초래한다. 낫적혈구병은 이자 손상으로 이어지며, 빈혈로 인한 감염 및 전신적 합병증이 발생할 수 있다. 지속적인 의학적 치료를 요하는 발작이 빈번하게 발생할 수 있다. 영아에서는 이 질환에 대해 일상적으로 선별검사를 시행한다. 환자는 발작을 유발할 수 있는 활동 및 스트레스원을 조절하도록 상담한다. 낫적혈구병 환자가 만성 빈혈을 동반하는 경우에는 일상 활동을 완수하기가 어렵다.[1, 2]

고려해야 할 동반질환

- 환자가 빈혈이나, 이 질환 과정의 다른 전신적 합병증을 지니는지 확인한다.

환자 검사

환자 검사의 핵심

- 적혈구용적률과 혈색소 농도, 그물적혈구, 백혈구 수치에 대한 혈액 검사와 간 및 콩팥기능에 대한 검사 결과를 평가한다.
- 환자의 낫적혈구병 발작과 질환 과정에서의 합병증을 이해하기 위해 철저하게 내과적 병력을 청취한다.
- 환자가 지속적인 관절 또는 이동성 문제를 지니는지 파악한다.

건강 수준에 대해 권장되는 기초 테스트

- 1마일 또는 6분 보행 검사는 환자의 유산소 건강과 지구력 활동에 대한 내성을 평가하는 데 적절한 방법일 수 있다.[2]

운동 처방 (Exercise Prescription)

종　　류: 유산소(aerobic) 및 여가 활동
강　　도: 단기간의 고강도 활동
지속시간: 다양함
강　　도: 매주 3~7회

시작하기

유산소 활동과 여가 활동은 이들 환자에서 가장 적절하며 낮은 강도에서 시작해야 한다. 환자는 운동 활동을 즐겁게 여겨야지, 생활습관에서의 과도한 스트레스원으로 여겨서는 안 된다. 어린 소아는 축구 또는 야구와 같이, 단기간의 단거리 달리기를 요하는 활동에 참여하려 할 수 있으며, 피곤하다고 느끼면 휴식을 취할 필요가 있다.[1, 3] 젊은 사람은 정상 발달과 정상적인 사회적 상호작용을 위해 학교 및 여가 활동에 참여하도록 격려해야 한다.[3, 4] 이들은 과도한 열, 추위 및 고도 등의 환경에 순응하기까지 보다 많은 시간을 요할 수 있다. 이들 환자는 장시간의 잠수 또는 스쿠버다이빙은 피해야 한다.[1, 4]

참고문헌 (References)

1. Nemours Foundation: Teens Health from Nemours. Sickle Cell Anemia. http://kidshealth.org/parent/medical/heart/sickle_cell_anemia.html#. Accessed August 30, 2009.
2. Liem RI, Nevin MA, Prestridge A, et al. Functional capacity in children and young adults with sickle cell disease undergoing evaluation for cardiopulmonary disease. Am J Hematol 84(10):645-649, 2009.
3. Al-Rimawi H, Jallad S. Sport participation in adolescents with sickle cell disease. Pediatr Endocrinol Rev 6(Suppl 1):214-216, 2008.
4. Sickle Cell Society: Information for Health Professionals. http://www.sicklecellsociety.org/pdf/SC4.pdf. Accessed August 30, 2009.

낫적혈구소질 (Sickle Cell Trait)

낫적혈구소질의 개요

이는 비정상적인 혈색소를 생성하는 유전적 질환이다. 이 질환에서 낫적혈구화 발작은 드물며, 낫적혈구병에서와는 다르게 치료한다. 운동성 낫적혈구화 발작은 이 질환을 지닌 선수나 군인이 과도하게 운동할 경우에 주로 발생하며, 적혈구의 낫적혈구화를 초래하여 혈액응고와 허혈성 횡문융해증을 유발한다.[1] 낫적혈구소질을 지닌 대부분의 환자는 통증성 발작이 생기지 않으며, 규칙적인 여가 활동 및 시합에 참여할 수 있지만, 적혈구 지표의 이상은 유산소 운동 내성에 영향을 줄 수 있다.[2, 3] 탈수, 바이러스성질환, 고도의 갑작스러운 변화와 더운 환경에서의 운동은 운동성 낫적혈구화의 발생 위험인자이다.[1, 4]

고려해야 할 동반질환

- 이 질환을 지닌 환자는 일시적인 빈혈을 지닐 수 있으며, 횡문융해증이 발생하면 합병증이 생길 수 있다.

환자 검사

환자 검사의 핵심

- 낫적혈구화 발작이 발생하면, 힘든 훈련과 경쟁적인 활동으로 복귀하기 전에 혈색소 농도와 콩팥 기능을 모니터한다.[4]
- 이 질환을 지닌 선수에서 발작이 발생하면 이를 확인하고 내과적 응급상황으로 치료할 수 있도록 선별검사를 시행한다.

건강 수준에 대해 권장되는 기초 테스트

- 이 질환을 지닌, 시합을 하는 선수는 운동성 낫적혈구화 발작의 발생 위험을 보다 잘 이해하기 위해서, 힘든 운동 중에 적혈구의 낫적혈구화 비율을 검사할 수 있다.[1]

운동 처방 (Exercise Prescription)

종　　류: 유산소(aerobic) 및 여가 활동
강　　도: 제한 없음
지속시간: 제한 없음
강　　도: 제한 없음

시작하기

환자는 모든 종류의 여가 및 시합에 참여할 수 있지만, 활동에 참여하기 위해 적절한 몸 상태를 지녀야 하며, 낫적혈구화 발작의 증상을 인지하는 법에 대해 상담을 받아야 한다.[1] 총력을 기울이는 활동은 3분 이상 지속하지 않도록 하고, 인터벌트레이닝을 할 때에는 완전한 회복을 위해 휴식시간을 갖도록 상담한다.[1] 환자는 운동 중에 적절하게 수분공급을 받아야 하며, 뜨겁고 습한 환경에서는 훈련 프로그램을 수정해야 한다. 이들은 온도, 습도 및 고도에 서서히 순응하도록 훈련 프로그램을 늘려가야 한다.[1]

참고문헌 (References)

1. Eichner ER. Sickle Cell Trait. J Sports Rehabil 16(3);197-203, 2007.
2. Connes P, Reid H, Hardy-Dessources MD, et al. Physiological responses of sickle cell trait carriers during exercise. Sports Med 38(11):931-946, 2008.
3. Connes P, Hue O, Tripette J, et al. Blood rheology abnormalities and vascular cell adhesion mechanisms in sickle cell trait carriers during exercise. Clin Hemorheol Microcirc 39:179-184, 2008.
4. Markaryus JN, Catanzaro JN, Katona KC. Exertional rhabdomyolysis and renal failure in patients with sickle cell trait: Is it time to change our approach? Hematology 12(4):349-352, 2007.

수면무호흡증후군 (Sleep Apnea Syndrome)

수면무호흡증후군의 개요

이 질환은 수면 양상 및 호흡 가스 교환 장애를 초래한다. 이 증후군은 상기도폐쇄 및 수면 장애로 인해 심각한 주간졸림증을 유발한다. 수면무호흡의 세 종류는 폐쇄성, 중추성 및 혼합형이다. 폐쇄성 수면무호흡은 인두 조직의 붕괴로 인해 유발되며, 중추성 무호흡은 대뇌호흡조절의 감소에 기인한다. 수면무호흡 증후군은 비만, 큰 목둘레, 식사 장애, 우울증 및 좌식활동수준과 관련된다. 환자는 자는 동안 지속기도양압으로 치료할 수 있다. 환자는 깊은 숙면을 취하지 못하여, 주간피로, 두통 및 인지저하가 초래될 수 있다. 규칙적인 운동의 결여는 수면무호흡의 빈도 증가와 관련된다.[1]

고려해야 할 동반질환

- 환자는 고혈압, 갑상샘질환 및 발작질환의 병력을 지닐 수 있다.

환자 검사

환자 검사의 핵심

- 환자는 야간 수면다원검사를 통해 수면 양상과 혈중 산소 포화도를 모니터하여 진단한다.
- 수면 시간당 호흡 정지 횟수에 근거하여 무호흡 · 호흡저하 또는 호흡장애지수(RDI)를 결정한다.[2]
- 환자의 RDI는 수면무호흡의 수준을 분류하는 데 도움이 될 수 있으며, 일일 수면 수준은 Epworth Sleepiness Scale을 통해 평가할 수 있다.[3, 4]

수면장애 지수
경도: 시간당 5~15회의 장애
중등도: 시간당 15~30회의 장애
중증: 시간당 30회 이상의 장애

건강 수준에 대해 권장되는 기초 테스트

- 보행 검사를 사용하여 심폐기능 및 유산소 건강을 평가한다.
- 환자는 고혈압 및 다른 심장질환 관련 질환을 지닐 수 있어 운동 프로그램 중 빈번한 모니터링을 요한다.

운동 처방 (Exercise Prescription)

종　류: 보행, 트레드밀 보행(treadmill walking), 자전거타기(cycling)
강　도: 낮거나 중등도의 강도
지속시간: 20~30분
강　도: 매주 3~5회

시작하기

수면무호흡 개선에 대한 운동 프로그램의 효능에 대해서는 근거는 제한적이기 때문에, 경도 및 중등도의 폐쇄성 수면무호흡을 지닌 환자에서 보조적 치료 전략으로 사용되어야 한다.[5, 6] RDI와 주간졸림증의 개선, 체지방조직 및 건강 위험인자 감소를 목표로 한 보행, 트레드밀 보행 또는 자전거타기와 같은 유산소 활동이 주된 운동이 되어야 한다. 환자는 일일 칼로리 섭취의 중등도 감량을 권장해야 한다.

운동 프로그램을 시작할 때에는 환자의 나이와 기초 건강에 근거한 유산소 운동 처방을 사용해야 한다. 체중 감량을 위해서는 적절한 칼로리 섭취 제한과 더불어 매주 150~250분의 총 신체활동 또는 1,500~1,800kcal의 신체활동을 목표로 낮거나 중등도의 강도로 매일 운동하도록 격려해야 한다.[7, 8] 환자는 깨어있더라도 호흡 곤란으로 인해 누운 자세에서의 활동은 견디지 못할 수 있다. 환자 스스로 시작하는 운동은 유지하기 어려울 수 있기 때문에, 운동에 대한 의도를 평가해야 하며, 행동 변화의 준비 및 실행 단계로 진행하기 위해 상담이 필요할 수 있다.[9] 체중 감량 목표를 달성하기 위해 환자의 운동 프로그램 빈도와 지속기간을 점차 진행해야 한다. 환자는 체중 감량을 유지하고 수면무호흡 관련 위험인자를 줄이기 위해서 규칙적인 운동 프로그램을 유지하도록 상담해야 한다.

참고문헌 (References)

1. Peppard PE, Young T. Exercise and sleep-disordered breathing: An association independent of body habitus. Sleep 27(3):480-484, 2004.
2. Redline S, Budhiraja R, Kapur VJ. The scoring of respiratory events in sleep: Reliability and validity. Clin Sleep Med 3(2):169-200, 2007.
3. Epworth Sleepiness Scale. http://www.stanford.edu/~dement/epworth.html. Accessed November 25, 2009.
4. Johns MW. Sleepiness in different situations measured by the Epworth Sleepiness Scale. Sleep 17:703-710, 1994.
5. Giebelhaus V, Strohl KP, Lormes W, et al. Physical exercise as an adjunct therapy in sleep apnea: An open trial. Sleep Breathing 4(4):173-176, 2000.
6. Norman JF, Von Essen SG, Fuchs RH. Exercise training effect on obstructive sleep apnea syndrome. Sleep Res Online. 3(3):121-129, 2000.
7. Stiegler P, Cunliffe A. The role of diet and exercise for the maintenance of fat-free mass and resting metabolic rate during weight loss. Sports Med 36(3):239-262, 2006.
8. Donnelly JE, Blair SN, Jakicic JM, et al. American College of Sports Medicine position stand: Appropriate physical activity intervention strategies for weight loss and prevention of weight regain for adults. Med Sci Sports Exerc 41(2):459-471, 2009.
9. Smith SS, Doyle G, Pascoe T, et al. Intention to exercise in patients with obstructive sleep apnea. J Clin Sleep Med 3(7):686-694, 2007.

수면장애, 노화관련 (Sleep Disorders, Age-Related)

노화관련 수면장애의 개요

수면장애는 노화의 영향과 흔히 관련된다. 노화는 각성과 수면주기를 조정하는 데 도움이 되는 멜라토닌과 성장호르몬 농도에 영향을 미친다. 만성질환에 대해 복용하는 약물도 수면주기에 영향을 줄 수 있다. 잠들기가 어렵거나 충분한 기간 동안 수면을 유지하기 어려운 환자는 수면 유발을 돕기 위해 과도한 화학물질을 사용할 수 있고, 낮 동안 각성과 주의를 증진시키기 위해 다른 물질을 사용할 수도 있다.[1] 교대근무를 하는 사람이나 시차가 있는 여행을 하는 사람은 나이가 들수록 수면주기 변화에 적응하기가 더욱 어려워지는 것을 알 수 있다. 수면장애를 지닌 환자는 규칙적인 운동 프로그램에 참여하기 위한 에너지나 정력이 충분하지 않다고 느낄 수 있다.[2]

고려해야 할 동반질환

- 환자는 노화와 관련된 기분장애와 심혈관질환을 지닐 수 있다.

환자 검사

환자 검사의 핵심

- 수면다원검사는 환자가 도달하는 수면 단계와 야간에 깨는 횟수를 평가하는 데 사용된다.
- 환자에 대한 운동 프로그램을 개발하기 전에 자세, 균형 및 유연성에 대한 기초 평가를 시행한다.
- Epworth Sleepiness Scale과 같은 설문지를 통해 수면의 질과 주간졸림증을 평가한다.[3]

건강 수준에 대해 권장되는 기초 테스트

- 유산소 능력은 보행과 사이클 에르고미터를 이용한 최대하 검사를 통해 평가할 수 있다.
- 새로운 운동 프로그램을 시작하기 전에 심폐위험인자와 낙상의 위험에 대해 선별검사를 한다.

운동 처방 (Exercise Prescription)

종 류: 보행, 자전거타기(bicycling), 수중치료(aquatherapy), tai chi[4-6]
강 도: 중등도 강도로 최대심박동수의 60~85%
지속시간: 30분으로 시작
강 도: 매주 5일

시작하기

저녁 운동은 수면 증진을 위한 하루주기리듬과 체온을 방해할 수 있기 때문에 수면의 질을 개선하기 위한 운동은 대개 오전에 실외에서 하도록 권장된다.[2] 유산소 운동은 45분까지 증가시켜 매주 5일간 시행하는 것이 수면의 질을 개선시키기 위해 가장 좋은 치료이다.[5,7] 스트레칭을 동반한 유산소 운동과 저항성 운동, 균형 개선을 위한 협동 활동의 조합 또한 이들 환자에서 권장된다. 매주 5일, 45분간 운동을 유지하도록 운동 프로그램의 지속기간과 빈도를 점진적으로 늘리도록 격려한다.[5]

참고문헌 (References)

1. Misra S, Malow BA. Evaluation of sleep disturbances in older adults. Clin Geriatr Med 24(1):15-26, 2008.
2. Youngstedt SD. Effects of exercise on sleep. Clin Sports Med 24:355-365, 2005.
3. Johns MW. Sleepiness in different situations measured by the Epworth Sleepiness Scale. Sleep 17:703-710, 1994.
4. Irwin MR, Olmstead R, Motivala SJ. Improving sleep quality in older adults with moderate sleep complaints: A randomized controlled trial of tai chi. Sleep 31(7):1001-1008, 2008.
5. King AC, Pruitt LA, Woo S, et al. Effects of moderate-intensity exercise on polysomnographic and subjective sleep quality in older adults with mild to moderate sleep complaints. J Gerontol A Biol Sci Med Sci 63A:997-1004, 2008.
6. Li F, Fisher KJ, Harmer P et al. Tai chi and self-rated quality of sleep and daytime sleepiness in older adults: A randomized controlled trial. J Am Geriatr Soc 52(6):892-900, 2004.
7. Tworoger SS, Yasui Y, Vitiello MV, et al. Effects of a year-long moderate-intensity exercise and a stretching intervention on sleep quality in postmenopausal women. Sleep 26(7):830-836, 2003.

결핵 (Tuberculosis)

결핵의 개요

결핵은 폐를 침범하고 림프절과 다른 장기로 전파될 수 있는 감염성질환이다. 이는 결핵균에 의해 유발되며, 폐실질에 괴사성 육아종을 형성한다. 폐조직은 감염 주위에 결절을 형성하여 이들 균주를 조절한다. 이 질환을 지닌 환자는 면역계 저하를 초래하는 다른 질환으로 인해 상태가 악화될 때까지 대개 무증상이다. 이후 감염은 폐엽을 통해 퍼지며, 림프절을 통해 전신적으로 퍼진다. 환자는 만성의 가래를 동반한 기침을 할 수 있으며, 거품소리 및 기관지호흡음을 나타내며 발열, 체중 감소, 병감을 동반한다. 감염은 다른 여러 조직(뼈를 포함)으로 퍼질 수 있어 이들을 파괴하게 된다. 감염이 결합조직으로 전파된 환자는 이동성 제한 및 통증을 호소한다. 활동성 결핵 환자는 염증성 폐질환으로 인해 지구력이 제한된다.

고려해야 할 동반질환

- 결핵 후 상태의 환자는 폐손상으로 인해 제한성폐질환 및 만성폐쇄성폐질환이 발생할 수 있다.[1]

환자 검사

환자 검사의 핵심

- 투베르쿨린 피부검사와 QuantiFERON-TB 혈액 검사는 결핵의 진단에 사용되며, 결절의 위치 및 크기를 확인하기 위해 가슴 방사선영상을 촬영한다.
- 결핵 후 상태의 환자는 폐용적 제한을 지닐 수 있으며, 몸통 자세, 근위약 및 호흡 양상의 변화로 인해 지구력 활동에 대한 내성에 영향이 있을 수 있다.[2]
- 가슴우리와 사지 이동성에 대한 평가는 가장 적절한 중재의 종류를 결정하는 데 도움이 된다.

건강 수준에 대해 권장되는 기초 테스트

- 6분 보행 검사는 호흡재활 프로그램을 시작하기 전에 권장된다.
- 결핵 후 상태의 환자는 호흡곤란 및 폐기능검사에 대해 평가해야 한다.

운동 처방 (Exercise Prescription)

종 류: 보행, 정적 자전거타기(stationary cycling) 및 웨이트 트레이닝
강 도: 낮은 강도
지속시간: 20~30분
강 도: 매주 5~6일

시작하기

운동은 지구력 활동, 몸쪽 상하지 근육에 대한 근력강화 훈련 및 가로막 호흡 훈련을 포함할 수 있다. 보행 또는 트레드밀 보행, 정적 자전거타기 등의 감독하 지구력 활동은 운동 프로그램의 시작 시에 적절하다. 운동 강도는 환자의 자각적 운동 강도와 호흡곤란 정도에 따라 평가하는 것이 가장 좋다. 근력강화 훈련으로는 낮은 강도의 프리 웨이트와 풀리 운동의 서킷을 사용하여, 12~20회 반복으로 30분까지 시행한다. 가로막 호흡 훈련은 누운 자세와 앉은 자세에서 시행할 수 있으며, 가슴우리 팽창과 오므린 입술 호흡을 통한 날숨 조절에 중점을 둔다.[2] 감독하 운동 세션에서는 환자를 매주 1~2회 정도 보며, 가정 운동 활동에서는 매주 2~4회 본다. 환자는 삶의 질과 건강한 면역반응을 유지하기 위해 지구력 및 근력강화 활동의 가정 프로그램을 개발하고 유지하도록 격려해야 한다.[3]

참고문헌 (References)

1. Phillips MS, Kinnear WJ, Shaw D, et al. Exercise responses in patients treated for pulmonary tuberculosis by thoracoplasty. Thorax 44:268-274, 1989.
2. Ando M, Mori A, Esaki H, et al. The effect of pulmonary rehabilitation in patients with post-tuberculosis lung disorder. Chest 123:1988-1995, 2003.
3. Okutsu M, Yoshida Y, Zhang X, et al. Exercise training enhances in vivo tuberculosis purified protein derivative response in the elderly. J Appl Physiol 104(6):1690-1696, 2008.

찾아보기

ㄱ

가슴 통증 17
가슴우리 56
각성 144
간질(epilepsy) 92
간헐절뚝거림 131
갑상샘염 7
갑상샘저하증(hypothyroidism) 104
갑상샘항진증(hyperthyroidism) 102
갑상샘 호르몬 102
강제날숨량 66
강직척추염(ankylosing Spondylitis) 36
격렬한 강도의 운동(vigorus-intensity exercise) 15
결핵(tuberculosis) 146
경도의 운동(light-intensity exercise) 15
경화(cirrhosis) 72
고밀도지질단백질 112
고칼륨혈증 134
고탄산혈증 67
고혈압 3
고형종양 58
골수염(osteomyelitis) 124
골수이식(none marrow transplant) 42, 54
골형성 46
관절염 32, 80
관절운동범위 136
관절 윤활막 54
관절통 54, 64
교감신경계 102
구음장애 60
권태감 64
궤양잘록창자염 106
그레이브스병 102
근골격계 120
근력강화 7
근육 통증 17
근육감소증 7, 22
근치전립샘절제술 62
근형성 46
글리코겐 102
급성 콩팥기능상실 134
기관지연축 40
기관지확장제 41
긴장도 76

ㄴ

낙상 25
난소암 60
낫적혈구병(sickle cell disease) 138
낫적혈구소질(sickle cell trait) 140
넙다리네갈래근육군 66
넙다리뼈 124
뇌유래신경영양인자(BDNF) 23
뇌하수체 후엽 82
뇌혈관질환 80

ㄷ

다발경화증[multiple sclerosis(MS)] 114
담낭질환 116
당뇨 3, 80
당뇨, 제1형(diabetes mellitus, type 1) 84
당뇨, 제2형(diabetes mellitus, type 2) 86
당화혈색소 84
대사증후군(metabolic syndrome) 112
대장암 3
도플러 70
동맥혈류검사 70
등속성 66, 132
등척성 132

ㄹ

류마티스관절염(rheumatoid arthritis) 22, 136
림프부종(lymphedema) 110
림프절 48, 50, 64

ㅁ

만성골수염 124
만성정맥기능부전(chronic venous insufficiency) 70
만성정맥염 70
만성질환 21
만성콩팥기능부전 22
만성콩팥기능상실(chronic renal failure) 68
만성폐쇄성폐질환[chronic obstructive pulmonary disease(COPD)] 3, 50, 66, 146
만성피로증후군(chronic fatigue syndrome) 64, 80
말초동맥질환[peripheral arterial disease(PAD)] 130
말초신경병증 32
말초혈관저항 100
말초혈관질환 86
말초혈액 42
망막병증 84
목표 관절 96
목표 심박동수 15
미국물리치료협회(APTA) 5
미국스포츠의학회(ACSM) 3, 22
미국심장학회 16
미국심장협회 16

ㅂ

발목관절 120
발바닥쪽굽힘근 70
방사선치료 42, 62
백혈병세포 54
베타 세포 84
베타 차단제 77, 100
복귀정맥혈 70
부종 98
불안장애(anxiety disorders) 38
비만(obesity) 3, 23, 116
비소세포 56
빈혈(anemia) 34
뼈 통증 54
뼈관절염(osteoarthritis) 22, 116, 122
뼈밀도검사(BMD) 126
뼈엉성증(osteoporosis) 3, 126

ㅅ

사구체여과율 68
사이클 에르고미터 55
산소 요구량 76
산소공급량 102
샘암종 48, 50
선재활(prerehabilitation) 5
선천적 면역계 22
섬유근육통(fibromyalgia) 7, 80, 94
섬유성 반흔 48, 72
섬유형성 46
소아마비후증후군(post-polio syndrome) 132
수면무호흡증후군(sleep apnea syndrome) 142
수면장애 144
스트레스 3, 42
스트레스 검사 16
스트레스성 실금 116
식사장애(eating disorders) 90
식이성 60
신경병증 9, 84
신경전달물질 23
신경퇴행성 질환 24
심근수축력 77
심실성 부정맥 17
심장 축소술 74
심장기능상실 74
심장동맥병[coronary artery disease(CAD)] 76
심장동맥심질환 16, 131
심장동맥우회술 74
심장동맥질환 80
심장막염 136
심장박출량 9

심장병 3, 23
심장부정맥 134
심장판막 교체술 74
심전도 검사 100

ㅇ

악성종양 48
안구진탕 60
안드로겐 18
안지오텐신전환효소 100
알츠하이머질환 23
암, 골 종양(cancer, bone tumors) 46
암, 급성림프모구백혈병(cancer, leukemia-acute lymphoblastic) 54
암, 난소(cancer, ovarian) 60
암, 대장(cancer, colorectal) 50
암, 비호지킨림프종(cancer, non-hodgkin lymphoma) 58
암, 유방(cancer, breast) 48
암, 전립샘(cancer, prostate) 62
암, 폐(cancer, lung) 56
암, 호지킨림프종(cancer, hodgkin lymphoma) 52
엉덩관절전치환술 7
엉치엉덩관절 36
에너지 대사 13
에르고미터 검사 34
에스트로겐 18
엔돌핀 24
연골낭 96
연골형성 46
열과민증 116
염증성질환 36
염증창자질환[inflammatory bowel disease(IBD)] 106, 107
오목부종 110
오므린 입술 호흡(pursed lip breathing) 66
온혈구 34
외상성 충돌 134
외상후스트레스증후군 38
요붕증(diabetes insipidus) 82
요실금 62
용적측정계 110
우울증(depression) 3, 80
운동 강도(RPE) 18
운동 생리학 13
운동 처방 6, 13
울혈심장기능상실(congestive heart failure) 22, 74, 104
유방암 3
유산소 능력 15
유전성질환군 138
윤활막염 96
이뇨제 100
이자염 7
이환율 75
인슐린 18, 82
인후통 64
일립티칼 트레이너 37

ㅈ

자율신경계 64
장기이식, 콩팥 및 간(organ transplantation,kidney and liver) 120
장동맥질환 86
저항 밴드 133
저항성 운동 75
적응장애 38
적혈구 34
전기적 부상 134
전립샘암 62
전신홍반루푸스[lupus, systemic erythematosus (SLE)] 108
정강뼈 124
정맥압 70
정맥울혈 70
정형외과 6
제대혈 42
조혈모세포 42
종말증 22
좌식생활습관 14

주간졸림증 144
죽상경화증 84
중등도(moderate) 14, 82
중등도의 운동(moderate-intensity exercise) 15

ㅊ

처방적 운동 6
천식(asthma) 22, 40
체질량지수(BMI) 112, 116
최대심박동수 9
출혈 54
치매 23

ㅋ

칼슘채널길항제 77, 100
케톤 84
케톤산증 84
코르티졸 78
콩팥질환 84
쿠싱증후군(cushing syndrome) 78
크론병 106

ㅌ

탈산소화과정 138
탈수 82, 98
털과다증 116
트레드밀 55
티록신(T_4) 104

ㅍ

파킨슨병(Parkinson's disease) 80, 128
편심성 근수축 77
폐삼출물 136
폐쇄성 폐질환 40
폐암 56
폐정맥 74
폴리 125
프로스타글란딘 18
프액 110

ㅎ

항이뇨호르몬(ADH) 82
허혈심장병 108
혈관형성 46
혈색소 60
혈소판 60
혈액세포 42
혈우병(hemophilia) 96
혈청 칼륨 100
혈청 크레아틴키나아제 135
협심증 17
호모시스테인 25
횡문근융해(rhabdomyolysis) 134
후천면역결핍증후군(AIDS) 32
흉통 42